生理を、仕事にする。

台湾の生理を変えた女性起業家たち

ムーンパンツ 編
（GoMoond）

小島あつ子 訳

北原みのり 解説

ajuma books

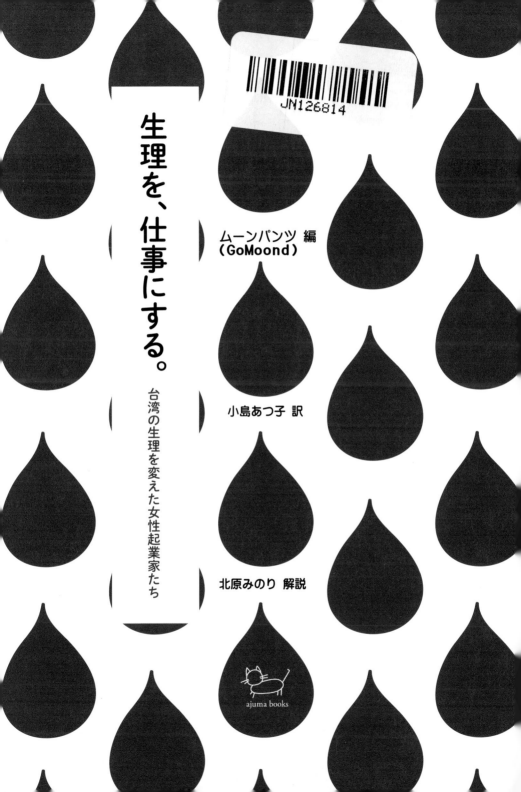

Creating Period Equality: From User to Entrepreneur

This translation published by arrangement with Locus Publishing Company, Taipei
Through Bardon-Chinese Media Agency

日本の読者のみなさんへ

ほんの十数年前まで、台湾は女性蔑視の言葉が溢れる国でした。テレビのバラエティ番組で、ある男性司会者が「(女性がタンポンを使うのは)血を吸って膨らむと気持よくなるからだ」と笑いながら発言していたほどで、そんな光景は日常にありふれていました。保守的な環境で成長した私たちは、自然と挿入型の生理用品に対して否定的な固定観念を持ち、経血は不潔なものとさえ考えていたのです。

しかし大人になり、海外のタンポンをオンラインで購入し使うようになると、生理に対するイメージは激変しました。生理中でも泳げるし、スポーツもできる。むれや不快感、かぶれなどを我慢する必要もなくなりました。快適に過ごすために生理用品を選んで使うことは、女性の権利であると気付かされたのです。

私たちは独自に女性たちのニーズを調べました。すでに欧米で普及していた月経カップや月経ディスク、吸水ショーツなどの生理用品の分析・研究からスタートし、少しずつ業界に参入していきました。本書でも紹介しているCherryPのオーガニックコットン製布ナプキンや私たちが研究開発したムーンパンツ、そして月経カップを開発した凱娜《カイナ》KiraKiraが昨年発売を開始したばかりの月経ディスクと、さまざまな商品が市場に送り出されました。収益の点では、使い捨てナプキンが市場シェア率95%と圧倒的です。しかし私たちの目的は単なる市場の開拓ではなく、ユーザーのニーズを考慮し、女性が選択する権利を追求していくことなのです。

快適さを求めることは人間本来の権利であり、社会が発展していくための原動力でもあります。私たちが目指すのは、女性が自由に生理用品を選べる社会です。そして使い捨てナプキンや布ナプキン、タンポン、月経カップ、吸水ショーツなどさまざまな組み合わせを身体の状態や好みに合わせて選ぶことができれば、生理期間をもっと自由に過ごせるようになります。それもまた女性の権利のひとつだと考えています。

台湾には布ナプキンのメーカーが数えきれないほどありますが、タンポンや吸水ショーツ、月経カップのメーカーも今では複数できています。またオンライン上のフォーラムやSNS、個人のフェイスブックでもさまざまなブランドの製品を使ってみた経験談がシェアされるようになりました。十数年前と比べて、社会の空気は変わってきています。

女性が十分な教育を受け、経済的に自立し、産み育てる権利を獲得することは、一朝一夕に実現しえない大きな課題です。政府や社会運動団体がそのために活動していますが、私たちはそこに足りないものを補おうとしています。

それは何か？　ずばり、生活必需品です。忘れられがちな生活必需品もまた技術の結晶であり、社会の発展とともに進化すべきものなのです。本書に記されているのは台湾における生理用品の発展史だけではありません。個人的なニーズから出発した女性起業家たちが、社会全体で女性の権利意識を覚醒させるために動いてきた記録でもあります。

台湾と近しい日本で本書が出版されることをとても嬉しく思います。台湾の女性たちにインスピレーションを与えたこの本が日本のみなさんにも届くことで、私たちがともに女性の権利拡大のため貢献していけることを願っています。

GoMoond

編者のことば

間近で見てきた台湾の生理革命

生理用品といえば、多くの人が思い浮かべるのは使い捨てナプキンでしょう。そのナプキンも昔は種類が少なく、せいぜい昼用・夜用・多い日用、そして表面がメッシュかコットンかの違いがあるくらいでした。しかし布ナプキンが話題になり始めてから、台湾で「生理用ナプキン」や「生理用品」の定義は少しずつ変わっていきました。もはや市販の使い捨てナプキンだけを選ぶ時代は終わったのです。

のちに「谷慕慕《グームームー》 GoMoond」（以下GoMoond）を創業することになる私たちは2005年頃、ユーザーとしてタンポンの暗黒時代に直面していました。アプリケーター付きタンポンはインターネット上の販売を禁止されていたため、旅行で海外を訪れた時や、代理購入などの個人的な取引でしか入手することができなかったのです。愛用者たちは海外から持ち込んだタンポンに手づくりの取り扱い説明書を添え、お互いに情報交換をしました。苦労もありましたが、インターネット・コミュニティが一致団結していた懐かしい時代でした。

２００８年頃、一部の人たちの間で布ナプキンが注目され始めました。きっかけは環境保護に対する意識の高まりで、ごみやプラスチック製品を減らすためだったと言われています。「甜蜜接觸《ティエンミージエチュー》SweetTouch」〔以下Sweet Touch〕や「櫻桃密貼《インタオミーティエ》CherryP」〔以下CherryP〕などのメーカーや、手づくり市が布ナプキンを提供してくれました。しかしユーザーたちが布ナプキンを求める実際の理由は、通気性が悪くむれやかぶれを引き起こす使い捨てナプキンへの不満だったのです。この本をつくるにあたり、たくさんのインタビューをしていく中で私たちは初めてその事実を知りました。当初集めた布ナプキンに関する資料は、どれも環境保護に関するものばかりで、女性たちの切実な声は記録に残されていなかったのです。

２０１０年に「凱娜《カイナ》KiraKira」〔以下KiraKira〕が登場すると、台湾製のタンポンが店頭やインターネットで自由に買えるようになりました。台湾製のアプリケーター付きタンポンを世に送り出した曾穎凡《ツォン・インファン》〔以下ヴァネッサ〕を、世間は「成功した女性起業家」として持ち上げましたが、華やかなイメージの陰で彼女が月経教育やジェンダー教育に尽力していたことは、ほとんど知られていませんでした。

しかしその後、2015年にメイド・イン・台湾の月経カップのクラウドファンディングが口火を切り、新しい気運が生まれます。生理期間の女性の身体的・心理的な感覚や一人ひとりのニーズがより重視されるようになり、女性の声や要求がぼんやりとしか聞かれなかったそれまでの状況が、ようやく変わり始めたのです。月経カップ「フルムーンガール〔日本における商品名。月《ユエ》釀《ニアン》杯《ペイ》「Formoonsa Cup」〕」はタンポンやナプキンに代わる新たな選択肢として環境保護に貢献するだけでなく、そのアイデア自体がすばらしい発明であることをアピールしました。

そして2年後の2017年、月経カップが正式に発売されると、女性の権利やジェンダー平等は重要な課題として認識され、議論されるようになっていきます。私たちのブランド「GoMoond」もその年に創業しました。当時のブランド名は「望《ワン》月《ユエ》女《ニュウ》子《ヅ》谷《グー》慕《ムー》慕《ムー》Good Moon Mood」。一人ひとりの女の子が毎月の生理を楽しみに待てるように、との願いが込められています。

ブランドを立ち上げる前から、陳苑伊《チェン・ユアンイー》〔以下ユアンイー〕と史文妃《シー・ウェンフェイ》〔以下フィオナ〕はずっと生理用品に関わってきました。彼女たちは月経カップのクラウドファンディングに参加した時、販売に必要な許可を取るためにたくさんの人たちが汗を流し、台湾の市場で新しい製品が認知されていく様子を目の当たりにします。ふたりの中で、次第にこんな思いが強くなっていきました。

「台湾の女性たちに、もっと多くの選択肢を！」

２０１８年8月、私たちは台湾で初めての生理用吸水ショーツ「ムーンパンツ（日本における商品名。月亮褲《ユエリャンクー》）」をリリースしました。発売から3日間の販売数は３５００枚。つまり台湾に市場がなかったのではなく、女性たちのニーズを真剣に考える人がこれまでいなかっただけなのです。

そして２０１９年、私たちのムーンパンツは香港や日本に進出し、台湾生理用品の歴史に新たな一ページを刻みました。

時を同じくして、保守的なこの国に初めて月経問題を中心に取り組むＮＰＯ法人「小《シャオ》紅帽《ホンマオ》Little Red Hood」が誕生しました。彼女たちの活動はすぐに頭角をあらわし、各地に包括的な月経教育を広めていきました。生理について気軽に語り合い、ジェンダーについてディスカッションをしながら、私たちは自分の気持を大事にすることを学んでいきます。そして自分自身が快適に過ごせるようになることで、ジェンダー平等を実現していくのです。このムーブメントは台湾全土におよび、２０２２年には世界初の「月経博物館」がオープンしました。

台湾には特殊な事情がありました。海外では、例えば「P&G」、「Kotex」、「ユニ・チャーム」などの生理用ナプキンの大手メーカーが、タンポンなどの他の生理用品も発売し業界を主導しています。しかし台湾では現在も「生理は隠すもの」という保守的な風潮が残っていて、外から見えないようにこそこそと生理用品を紙袋に入れるドラッグストア店員の行動は、気がきいているとさえ思われています。そんな社会の空気に加え、市場の規模も諸外国と比べて小さいことから、ナプキン以外の生理用品を買う人はさらに限られています。そのため利益や宣伝効果も小さいことをよく知っている大手メーカーは、新しい商品の研究開発に熱心に取り組んできませんでした。

そこで女性たちは自分で商品を開発し、起業してきたのです。「CherryP」のチェリーや「KiraKira」のヴァネッサ、そして私たち「GoMoond」は、２００８年に始まった布ナプキンの研究開発をきっかけに、生理文化を少しずつ育てていき、その後13年にわたり市場を変革し続けてきました。大企業ではなく、小さなブランドの創業者である女性たちが革命を起こしたのです。

市場を変えただけではありません。ナプキンのメーカーや小中学校の数科書は月経教育や性教育の一端を担ってはいますが、その実態はあいまいで不完全なものでした。私たちのまわりの女性たちはみな、自分の初潮に対処しながら月経とは何かを学んでいきました。

教育が不足していることを私たちは経験から知っていたので、ずっと何とかしたいと思っていたのです。そのため、ヴァネッサや私たちは自分たちのブランドを立ち上げた後、月経教育の推進にも心血を注ぎました。少女たちが、生理やセックス、そして自分の身体について正しい知識を身につけられるよう今も尽力しています。

月経は女性が一生の半分を共にする生理現象です。恥じらいや気後れ、社会の保守的な風潮に流されてつい忘れてしまいそうになりますが、「自分を大切にすること」は、私たちが一生をかけて取り組まなければならない課題なのです。

快適さを手に入れた女性たちは、教育や労働の権利と、そこから得られるもののすばらしさに気付きました。学術分野におけるジェンダー研究により女性の人権に対する理解はさらに進み、権利を求めて闘う社会運動とも連帯することで、その実感を確かなものにしていったのです。こうして台湾のフェムテックはジェンダー意識と一心同体になり前に進んでいきました。

もし女性たちが自分の権利を追求していなければ、アジア最大の生理用品市場を誇り、フェミニズムが飛躍的に進歩した今日の台湾はなかったでしょう。

「どうにかしてこの物語を伝えたい！」当事者として全てを目の当たりにしてきた私た

ちの胸に、抑えきれない思いが湧きあがってきました。小さなブランドが独立して道を切り開いたこと、大手メーカーに負けず生き残ったこと、時代が変わっていく中での月経教育の重要性、そして台湾フェムテックが世界に進出する無限の可能性、これらをどうやって後世に残せばいいのだろう……。

私たちは知恵をしぼり、一冊の本をつくることにしました。起業家たちの理念や現場で起きていたこと、そして台湾の生理用品の発展史を、学術的な見地からだけではなく、すぐそばで見てきた私たちの視点からまとめようと考えたのです。たくさんの人へのインタビューに原稿執筆・写真撮影……。2年もの月日を費やしようやくこの本が完成しました。

かつて選択肢の乏しかった台湾に、女性起業家たちの熱意が色とりどりの花を咲かせました。それは私たちが胸を張って自慢できる光景です。みなさんにも一緒にその景色を見ていただけたなら、これほど嬉しいことはありません。

月経にまつわる先入観がつくりだす否定的な決めつけや羞恥心は、女性が享受すべき平等、健康、住居、水資源、公共衛生、宗教あるいは信仰の自由、安全で健全な労働環境、また公平さに欠くことなく文化的・一般的な生活に参加する権利等、女性と少女の人権のあらゆる側面に重大な影響を及ぼす。

——2019年3月8日の国際女性デーを記念した国連の人権専門家らによる共同声明「国際女性デー——2019年3月8日 女性の月経に関する健康問題はもはやタブーであってはならない」(International Women's Day- 8 March 2019 Women's menstrual health should no longer be a taboo) より *1

---

*1 国際連合人権高等弁務官事務所ウェブサイト
https://www.ohchr.org/EN/NewsEvents/Pages/DisplayNews.aspx?NewsID=24258&LangID=E

生理を、仕事にする。──台湾の生理を変えた女性起業家たち── 目次

Chapter 3

台湾の女性たちに月経カップを

Chapter 4

生理を短くするムーンパンツ

本文中〔　〕内、および★マークの注釈は訳注です。

本文デザイン
金丸未波＋倉橋弘

編集協力／校正
池田亜由美

装丁／編集
大島史子

はじめに　台湾の生理文化を振り返る

女性たちは生理をどのように受け止めてきたのでしょう。

「究極のくつろぎ感」「多い日も安心」「あなた思い」「ひと晩中ぐっすり」生理用品といえば多くの人がまず使い捨てナプキンを思い浮かべるでしょう。CMでおなじみの広告コピーは、あなたにどんな印象を与えますか？　実際の生理とずいぶん違うなと感じたことはありませんか？　現実の私たちは、頭痛や生理痛に悩まされたり、時にはわけもなく不安になったりもします。ナプキンは一日に何度も交換しなければならないので長距離の移動や旅行にも気を遣うし、肌との摩擦やむれが気になったり、寝ている間に失敗してうっかりシーツを汚してしまったり、悩ましいことだらけです。

この本を手に取ってくださったあなたも、ナプキンを使ったことはありますよね。そして使用枚数や交換の頻度から、自分の経血の量や生理期間についてはもう十分わかっていて、「これが私の生理のパターン」というようなイメージを持っているかもしれません。しかし使ったことのない生理用品、例えばタンポンに切り替えてみたらどうなるでしょう？　あなたが持っている生理へのイメージや、生理中の経験がガラっと変わってしまうかもしれません。想像したら少しワクワクしてきませんか？

あなたが最初にタンポンを見た時、この小さな筒がなんなのかわかりましたか？　タンポンのことを最初に教えてくれたのは誰でしょう。

「簡単に膣に出し入れできるの？　手は汚れないの？」

台湾では、そんな素朴な疑問に答えてくれる人は身近にいません。若い女性たちは主にアメリカの映画やドラマを見て、初めてタンポンの存在を知ります。

例えば人気ドラマ「セックス・アンド・ザ・シティ」（1998～2004年）です。主人公のキャリーが公衆トイレで出会った初対面の女性に、ハンドバッグからタンポンをさっと取り出して渡すのですが、これは相手も当然タンポンの使い方を知っているという前提がないと成立しないシーンです。アメリカの女性たちにとってタンポンはごく一般的な生理用品です。同性なら例え見ず知らずの相手でも、急に生理が来た時に何が必要なのかを想像できるし、貸し借りをするのも自然なことなのです。

もうひとつ、とても興味深い例をご紹介しましょう。

青春コメディ映画「アメリカン・ピーチパイ」（2006年）です。男装してサッカーチームに潜り込んだ主人公のヴァイオラは、持っていたタンポンをクラスメイトの男子に見つかってしまいます。そこで「鼻血を止めるために使うんだ」と、とっさに鼻に詰めてごまかします。これは男の子に扮した女の子を、よりいっそう本物の男の子らしく見せる演出です。一見ユーモラスですが、背景には「生理は女性のものだから、男性は何も知らないし、知る必要もない」という考えが潜んでいます。この場面はタンポンという生理用品を通じて、男らしさとは何かということを示唆しています。

一方女性たちはどうでしょう。多くの女性は自分が生理中であることを知られたくないと思っています。生理の不快さについて訴えても、「病気じゃないのに、そのくらいで」とか、「生理だから感情的になってるんだね」とまともに聞いてもらえなかった経験はありませんか？　生理で悩んでいる姿を周囲に見せれば、「やっぱり女性は弱い生き物だ」と思われてしまうのではないだろうか……。わたしたちは社会の雰囲気を見て、なんとなくそう感じています。[*2]「じゃあ今は妊娠してないんだ」と、ただちに生殖に関連づけられるのもいやなのです。私たちが生理について考える時、つくられたイメージや文化的な慣習など、常に社会からの影響を受けています。では社会の生理に対する考え方は、どのように形づくられてきたのでしょう。

女性やジェンダーについてのあらゆる本や研究論文は、生理に対するさまざまな否定的イメージやタブーを紹介しています。不快感の有無や、個人の受け止め方が肯定的か否定

*2　張天韻「男性的月經文化建構與行動」『應用心理研究』17期、2003年、pp.157-186。

的かに関わらず、生理は「見られてはいけないもの」と考えられてきたのです。

生理が隠される社会的な原因はいくつかあります。そのひとつが生理中のネガティブな経験です。[*3] 女性は多感な少女の時期に初潮を迎え、他人に気付かれないようにナプキンを交換することが習慣になっていきます。そのせいで、ナプキン交換のためにトイレへ行きたいのに別の理由を探したり、苦しい言い訳をしなければならず、なんとなく居心地の悪い思いをするはめになります。

そしてあらゆる生理の悩みは個人的な問題として片付けられがちです。生理痛の程度や種類、自分で対処するのか、病院に行くのか、周期の不順や気分の落ち込み、生理用品の選び方、使い方……人によってさまざまな悩みがあり、万人向けの解決策はないのです。

文化に根付いた偏見も、生理が隠される大きな要因のひとつです。保守的な社会では伝統的に生理は「けがれ」とされ、タブー視されています。それゆえに生理中の女性もまた汚れた不浄な存在であるとみなされ、常に清潔を保つようプレッシャーをかけられます。そのため女性は自分自身への嫌悪感を抱きやすく、よけいに人前で生理について話しにくくなります。すると生理の話は表に出てこないので、当然男性も無知になるのです。

*3　張玨、毛家舲、陳寶雲、張菊惠「都會中年婦女的月經經驗與發展」『婦女與兩性學刊』6期、1995年、pp.55-77。
張菊惠「月經之女性主義論述」『婦女與兩性研究通訊』48期、1998年、pp.21-25。
莊佩芬「阿嬤說月經：以後現代敘事看見多元月經意義」『輔導季刊』56巻1期、2000年、pp.39-50。

伝統的な漢民族社会では生理中の女性が寺や廟《びょう》を訪れ参拝したり行事に参加することをタブーとしていますが、聞き取り調査を行なったところ、実は人によって考え方はさまざまでした。[*4]「生理中は普段より体調を崩しやすいので、家で休んでいたほうがいい」という意味にとらえる人もいれば、「お参りしても神様に生理中であることはどうせバレないし、特に気にしない」という人もいます。とりあえず宗教行事だけは慣習に従っておこうと考える人もいました。人前では何事もないように取りつくろい、心の中で神様に生理中であることを告白し、許しを請うという人もいました。

また、例え自分が生理に偏見を持っていなくても、ネガティブに考える人がいるならそれなりに配慮する、という人もいました。生理中のお嫁さんには参拝の準備を頼まないようにするなど、女性同士で助け合ったりもしていました。彼女たちにとって生理は「けがれ」などではありませんでした。女性たちはみなある程度の医学的な常識を持ち、健康に気を配りながら、民間のタブーやしきたりに柔軟に対処していたのです。

教科書は生理をどのように教えていたのでしょうか。[*5]

戦前の教科書では、男性器の構造は解剖図と共に詳しく解説され、精子が泳ぎ、受精し、妊娠に至る過程がこと細かに説明されていました。一方、女性器は体内の器官の解説にとどまり、性的な連想をさせないように外陰部はわざと隠されていました。月経がなぜ、ど

*4　翁玲玲「漢人社會女性血餘論述初探：從不潔與禁忌談起」『近代中國婦女史研究』7期、1999年、pp. 107-147。

*5　李貞德「台灣生理衛生教育中的性、生殖與性別（1945-1968）」『近代中國婦女史研究』22期、2013年、pp. 65-125。

ういう周期で起こるのか、卵子とは何なのかについてまったく触れられていないばかりか、「家事に務め、生理中は静かに過ごし動き回らないようにすること」、「女性は子どもを産み育てるべし」などと、性教育というよりまるで忠告のような記述も多くありました。

戦後の教科書もやはり女性の身体に関する記述は少なく、生殖器の構造や機能を詳しく紹介していても、生殖行動とそのメカニズムについてはほとんど触れられていません。ある教科書は「出産期間を除き、初潮から閉経まで絶え間なく続くもの」と月経を定義し、周期が不規則なのは異常であると力説していました。ネガティブな表現も多く使われていました。例えば、子宮内膜が剥がれ落ちる現象を「退化」「変質」と表現したり、受精しなかったことを「卵子が死に、剥離する」など、まるでそれが失敗であるかのような印象を与える記述もありました。閉経に至っては、「変性」「病理」それに「生殖能力の衰え」など、女性が年齢を重ねると、次第に正常でなくなっていくかのように書かれていました。「怒りっぽくなり、情緒が不安定になる」ことが強調されるなど、月経が身体に及ぼす影響を矮小化するような表現も目立ちました。

生理用品がまだあまり便利でなかった時代、生理中の女性は「月事布《ユエシーブー》」★を使っていました。しかし分厚い月事布を使っているとすぐに気付かれてしまう、経血がもれるのが怖い、取り替えられなくて不便だ、と外出自体ができなかったという人もいました。昔はこの月

★ 編者によれば本書における「月事布」はパンティーライナーのようなもので、ショーツに縫い付けて使われました。後出の「月事帯（ユエシーダイ）」は月事布を固定するT字帯のような形状のもので、ともに古布で手製され、水洗いして繰り返し使われていたそうです。おそらく口伝で女性から女性につくり方が伝えられており、絵や写真による資料がなく、その起源などはわかっていません。本書では1960年代から70年代にかけて、生理用品が市販されるようになった後もしばらく使われ続けた手製の生理用品のことを指しています。

事布のようにとにかく不便な生理用品が、月経についての議論を妨げていました。しかしただの生理現象としての月経にそこまで悪いイメージはなく、経血を不潔とするのはかなり後になってから出てきた概念ではないか、という研究もあります。[*6]

戦後生まれの女性を対象にした、初潮時の体験の聞き取り調査があります。[*7] 1950年代に初潮を迎えた女性たちは現在70代です。彼女たちは誰かと直接生理の話をすることはなく、家族が洗濯して干していた月事布を見て、なんとなく生理を知ったそうです。公衆便所で経血の付いた便所紙を目撃した時の衝撃を語る人もいました。初潮を迎えた彼女たちは途方にくれながら、汚してしまった服を洗いました。自分に何が起こったのかよくわからないまま、後始末のしかたや身体を清潔にする方法、生理であることを隠す振る舞いなどを、母親や姉の真似をしながら身につけました。身近に女性がいなかった人は生理への対処方法を自力で模索するしかなかったそうです。

1970年代後半になると小学校でも保健の授業が行なわれるようになりましたが、そもそも月経についてきちんと教えられる教員が不足していました。男性教員はまず体面を気にしますし、そもそも月経をよく知りません。女性教員もあまり詳しい説明はせず漠然とした話をするだけだったようです。そのため、校内で初めて生理が来た女子児童は慌て

*6　*4に同じ。

*7　王秀雲「從意外到等待：台灣女性的初經經驗 1950s-2000s」『女學學誌：婦女與性別研究』39期、2016年、pp. 111-163。

ふためき、教員も対応に困ってしまう状況でした。また、生理を目撃してしまった他の児童にどう説明すればいいのかも教員たちはわかりませんでした。

心の準備もないまま、初潮を迎えてしまった少女の頃の不安な気持、トイレで経血を目撃した時のショック、生理を隠さなくてはいけない社会のうしろめたい空気、女性たちが肌身で感じてきたこれら全てが生理の話をすることをためらわせていました。そして社会の生理に関する知識不足が生理への対処のしかたを学ぶ機会を奪いました。そしていつの間にか生理は女性にとってただただ厄介な存在になってしまったのです。

では快適な生理期間を過ごすために、私たちは何をすればいいのでしょうか。

考え方を変えてみましょう。生理そのものだけでなく、生理への対処方法にこそもっと関心を持つべきかもしれません。では生理用品は、月事布《ユエシーブー》の時代から一体どのくらい進化してきたのでしょう。

使い捨ての生理用ナプキンが登場し大量生産されるようになると、女性たちは古布を裂いて手づくりしていた月事布の代わりにナプキンを使うようになります。月事布を固定していた月事帯《ユエシーダイ》も必要なくなりました。進化した使い捨てナプキンはどんどん薄くなり、服に響くこともなく、その女性が生理中かどうか、はたから見てわかることはもうありません。とはいえ使い捨てナプキンにもそれなりの厚みはあるし、もれが起きやすいので完璧とは言えません。通気性が悪く熱気がこもり、じめじめとした不快感があるため、アウトドアスポーツなどには適さず敬遠されがちで、かわりに体内に挿入できるタンポンが人気を集めています。タンポンは着替えの際も人目に付きにくいし、外陰部に付く経血もわずかで、細菌感染症のリスクも少ないのです。膣の中に入れて経血を溜める月経カップは、洗って繰り返し使えます。使い捨てナプキンやタンポンのゴミを減らし、環境保護に貢献する商品としても注目されています。経血がふいに「ドバッ」と出るのを恐れる必要もなく、12時間入れっぱなしでも問題ないので、旅行などの長距離移動もしやすくなります。

ただし、体内に入れて使うタイプのタンポンや月経カップには、摩擦やもれの問題も残されています。生理用品の使いやすさは一人ひとりの身体の個人差によるところが大きいのです。そのため、私たちは不快な使用感の原因が自分にあると考えがちです。「そもそも構造やデザインが悪い」「種類が不十分で選択肢が少ない」「個人個人に対応していない」などという発想は出てこないのです。例え商品に不満があっても、黙って使い続ける人もいるでしょう。生理の話は公にするものではない、という保守的な社会の雰囲気に加え、「使う側に問題がある」という考えが、現代の消費者をも沈黙させているのです。

これまで台湾の生理用品の発展史が語られることはほとんどありませんでしたが、過去の研究を整理して初めてわかったことがあります。台湾で使い捨てナプキンとタンポンが登場したのは1970年代です。当時タンポンは高価で、市場に出回る数も少なく、経済的に恵まれた女性しか入手できませんでした。[*8] 2000年代には、タンポンが台湾の市場から完全に姿を消してしまうという奇妙な現象が起き、再び入手困難になりました。

現在、タンポンは便利なアイテムとして一般的に知られています。しかし便利なはずの商品が、なぜ今まで広く普及してこなかったのでしょうか？

統計によると、1990年代の台湾人女性の生理用ナプキン使用率は95％以上で、一方タンポンは2・1％でした。[*9] その後、2006年になっても、市場に出回るナプキンが47種類あった一方で、[*10] タンポンは「欧碧《オービー》 o.b.（以下o.b.）」[★]が販売していた「多い日用」と「少ない日用」の2種類のみでした。タンポンの普及が進まないのは、使い方の周知が重要視されていないことが原因であると指摘されています。[*11] ある科学技術史の専門家は「技術は使われてこそ発展する」と言っています。[*12] まさにタンポンについても同じことが言えるでしょう。

それから台湾に根付いた生理にまつわるタブーや、性教育の不足も無関係ではないでしょう。初潮を迎えた時どう感じたのか、誰から、どのように対処方法を教わったのか、また生理について話せる相手はいたのか……。これまでの調査・研究結果を見ていくと、

*8　*7に同じ。

*9　消費者文教基金會檢驗委員會（1993b）「把安心還給女性市售衛生棉條品質測試」『消費者報導』145、pp. 11-18。

*10　莊惠婷、洪慧宜「女人的綿綿細語 衛生棉（條）之探究」『網路社會學通訊』67期、2007年。

★　ジョンソン&ジョンソンの代理店

*11　許培欣、成令方「棉條在台灣為什麼不受歡迎？社會世界觀點的分析」『科技醫療與社會』10期、2010年、pp. 11-72。

*12　David Edgerton, "The Shock of the Old : Technology and global history since 1900" (2006)の繁体字中国語版『老科技的全球史』台北：左岸文化、2016年。

台湾の女性たちが気心の知れた年長の女性や、同年代の友人の影響を受けながら生理用品を選んでいる傾向がわかります。また彼女らを通じて性についても学んでいたようです。

２０１０年に「KiraKira」が台湾初のアプリケーター付きタンポンを発売するまでには、いくつもの高い壁がありました。当時市販されていたのはフィンガータイプの輸入品だけだったので、市場の規模も小さく、そもそもユーザーが何を求めているのかわかりませんでした。さらにタンポンは医療機器として位置づけられているため、販売するにも広告を出すにも保健当局による規制の対象になります。[*13] 日常的に使用するタンポンは、安全でなければならないからです。

しかしそれらの規制は全て「男性」が決めてきた、とジェンダー研究者は指摘します。[*14] 女性の立場になって考えることのない意思決定者がさらに高い壁をつくったのです。それは「タンポンを使うと処女膜が傷付く」という迷信です。純潔を破るもの、とタンポンに否定的なイメージを持っている保守的な男性は多いのです。

「処女膜」と呼ばれるものは実際には「膜」ではなく、弾力のある環状の組織で、一人ひとり違う形をしています。世の中にはびこる「処女膜神話」や「処女コンプレックス」を解きほぐすために、最近では英語の「vaginal corona」を直訳した「陰道冠《インダオグアン》」に言いかえてはどうかと、ジェンダー関連の政策提言グループが呼びかけています。

*13 賴瑋伶、顧永鴻、康曉妍「淺談現代女性生理用品與相關併發症」『家庭醫學與基層醫療』32巻10期、２０１７年、pp．２９８-３０２。

*14 陳儒樺「科技中的性別壓迫：以台灣經期產品科技為例」『婦研縱橫』89期、２００９年、pp．56-65。

医療上の懸念もあります。タンポンを長時間体内に入れっぱなしにするとトキシックショック症候群（Toxic shock syndrome, TSS）を起こす可能性があるのです。しかし問題はタンポンの使用方法だけでなく、そもそもの構造や素材にもあるということは今まで無視されていました。吸収力が強すぎる素材は摩擦を起こし、膣に小さな傷をつけてしまいます。そのまま一定時間以上タンポンを交換しないでいると、感染症の危険があるのです。そのためタンポンは医療機器として薬局でしか購入できません。広告を出すにも保健当局の認可が必要です。さまざまな制限によるコストがかかり、価格も上がっています。

タンポンを使用するハードルが高い理由として、歴史的な状況や教育の不足などは今でも言われてきました。しかし近年、何よりも経済的な理由が大きい、と一部の研究者らが指摘しています。生理用品は生活必需品なのだから、値段を低く抑え、経済的に困っている女性には購入のための補助金を出すべきだ、と政策提言グループは訴えています。また、小さなスタートアップ企業のメーカーが、地元産のコットンを使った生理用品など、持続可能性のある代替品を積極的に研究・開発しています。

私たちは月経関連の技術とビジネスの発展の関係について徹底的に調べ、この本で新しい道を示そうとしています。なぜタンポンやその他の生理用品の開発がこれほど遅れているのか、その理由を探し、女性の選択肢を増やすためのあらゆる道を探し続けます。小さなメーカーがよりよい未来をつくっていくためには、利益を追求する必要もあります。しかし同時に技術革新を進め、月経教育にも力を入れてきました。女性のための政策提言にも積極的に加わっています。

生理用品の選択肢が増えるということは、女性が自分をケアする方法が増えるということです。経血の処理が楽になれば、生理へのネガティブなイメージもきっと変わるでしょう。この本を読み終える頃、あなたは今まで憂鬱だった生理を楽しみに待っているかもしれません。

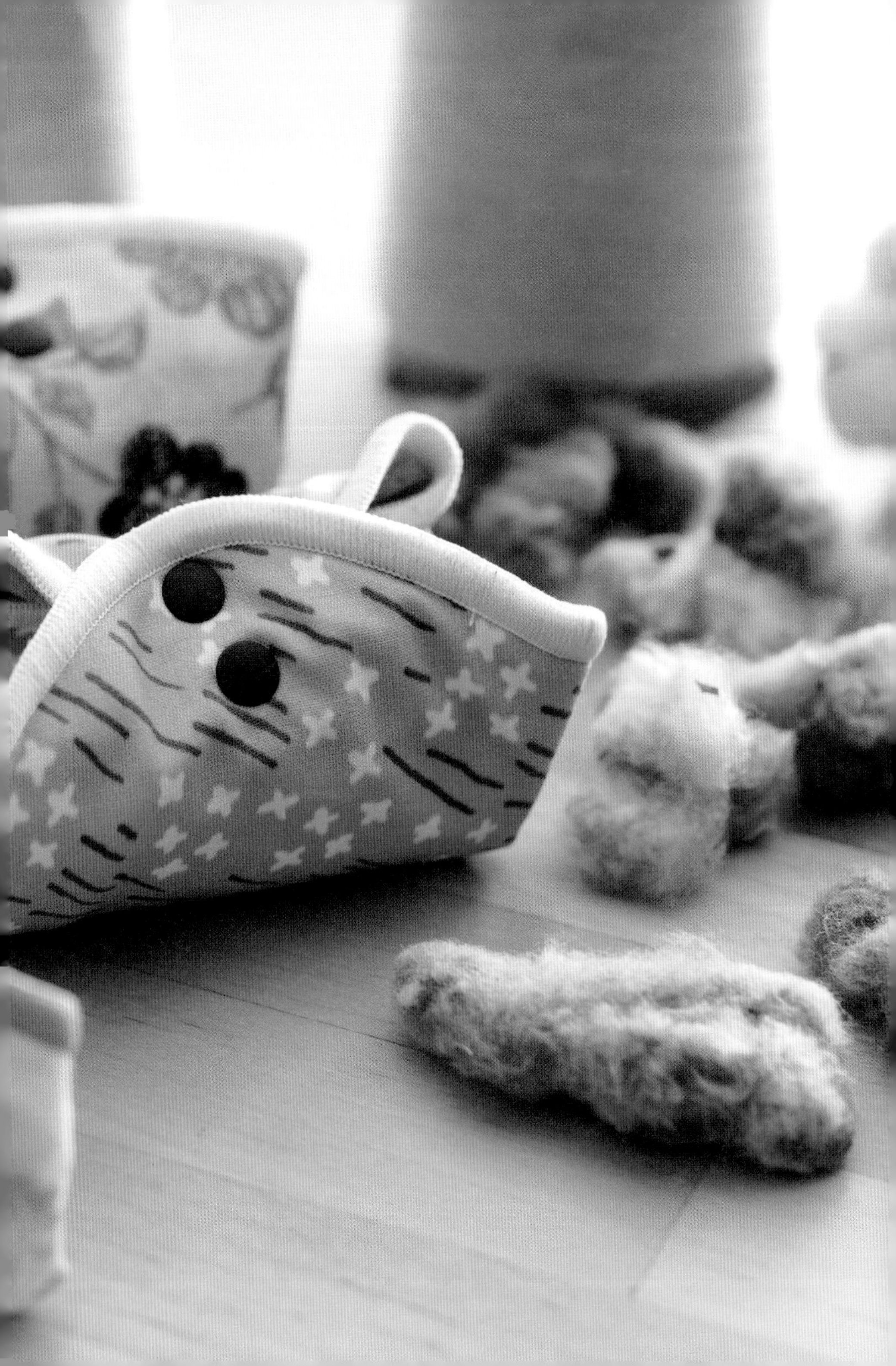

Chapter 1

「生理」と私たちの歴史

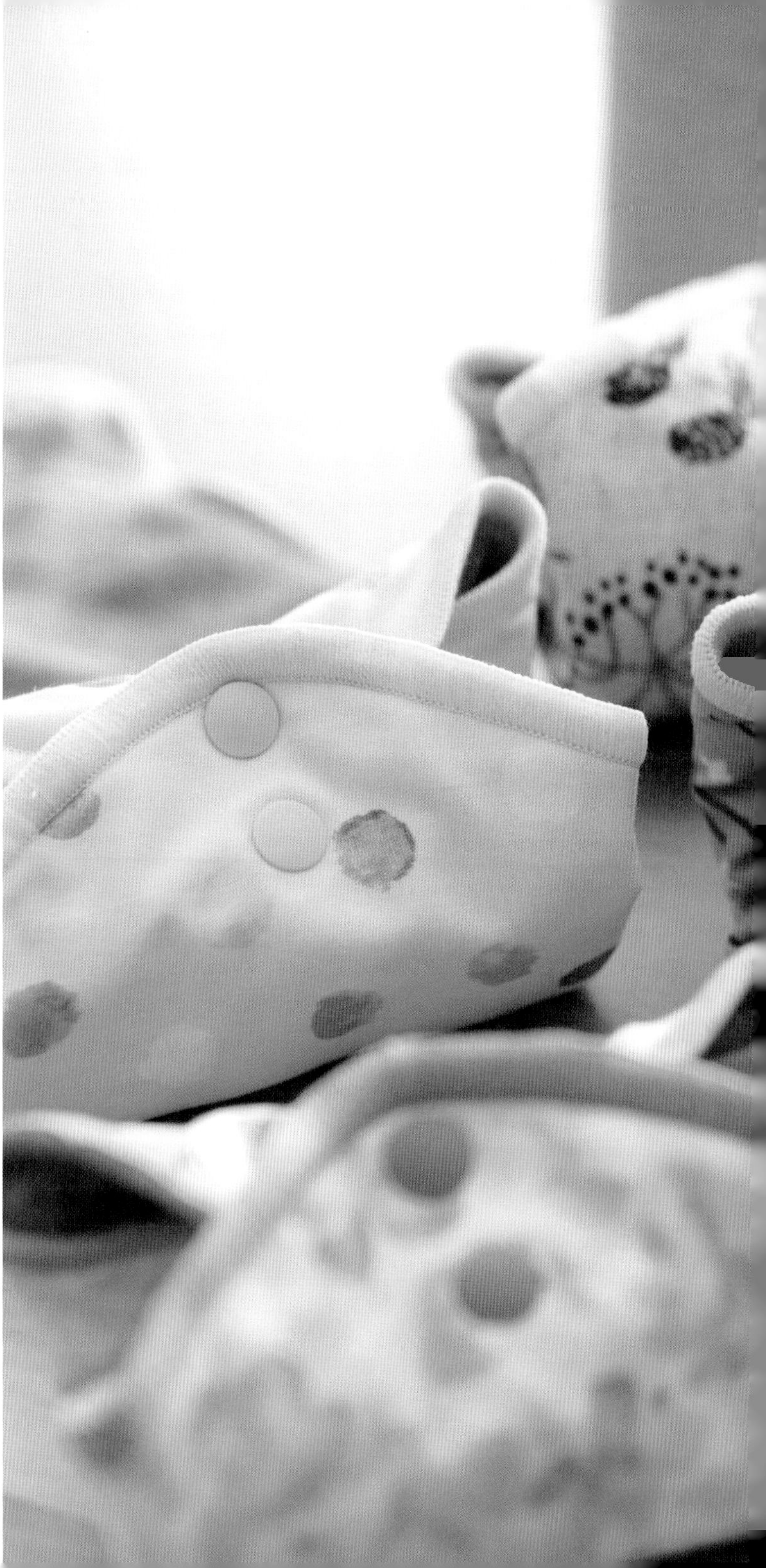

そもそも月経って？——女性がいない医学

台湾の教育部★が編纂した「教育部国語辞典」では月経を次のように定義しています。

「生理機能が成熟したおおむね14歳から45歳の女性において、毎月子宮内膜がはがれ落ちることで周期的に膣から血液が流れ出る現象。（例）月経の発来は女性が生理的に成熟し、妊娠出産する能力があることを示す」

「月経」ということばを辞書で引くと、その定義が私たちの実感とずれていることに驚かされます。辞書の記述はまるで、まだ初潮を迎えていない女の子や、月経のことを何も知らない男性に向けて書かれているかのようです。さらに生殖能力や性的成熟の証であることも示されています。しかし自分の月経をすでに知っている私たちにしてみれば、生殖能力や性的成熟といわれてもあまりピンときません。はっきり言って、月経と共に過ごす数十年間、妊娠して子どもを持つことをいつも待ち続けているわけでもないし、月経が来たからといって、「今月は妊娠しなかった」と毎回思うわけでもありません。

月経があってもなくても私たちの生活は続いていきます。いつもと同じように勉強や仕事をし、旅行や集まりに出かけ、水泳やマラソンなどのスポーツもしますが、ひと月のうち何日間かは数時間おきにトイレで生理用品を交換する必要があるため、いささか自分の

★日本の文部科学省に相当

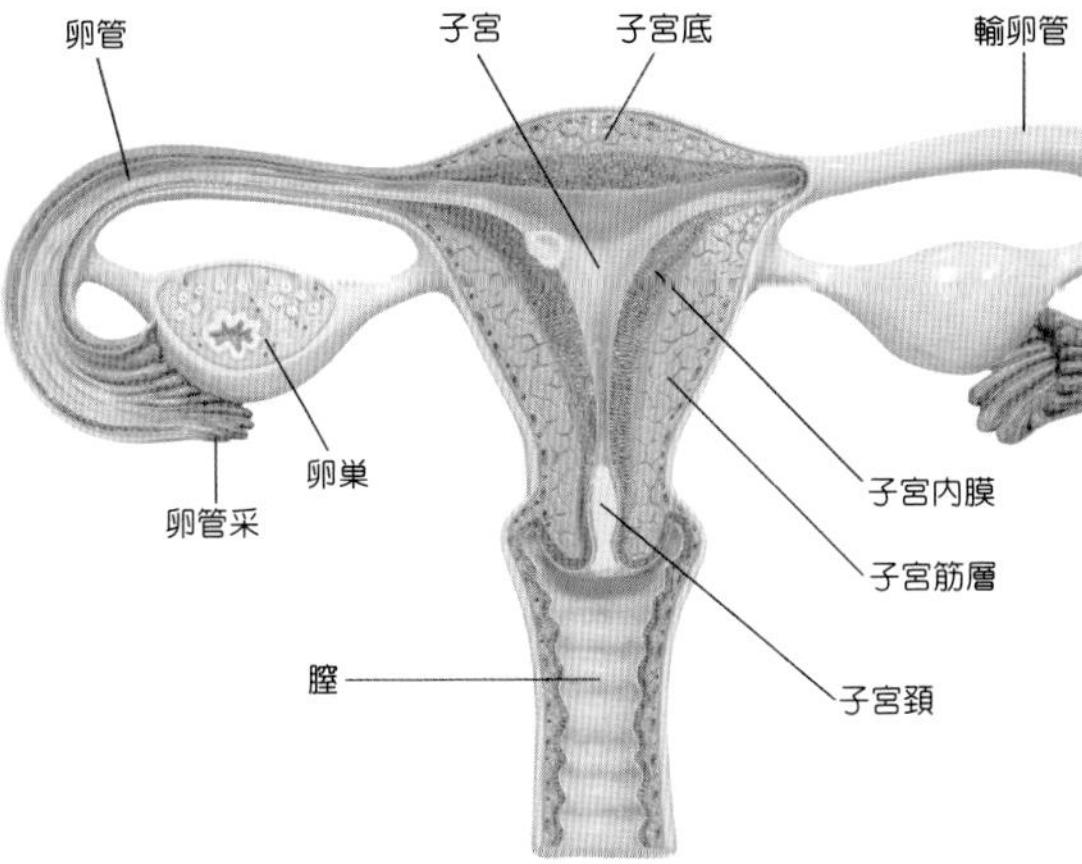

一般的な保健教育から一般向けの人体医学書に至るまで、女性の生殖器官に関するページで重点的に記述されるのは、女性が妊娠するメカニズムや、妊娠中の変化についてです。月経に至っては、たいていの場合「妊娠していないか、あるいは受精卵が着床できなかった場合に子宮内膜がはがれ落ち、子宮から排出される」などの説明で終わり、「体外に流出する経血」について触れているものは少ないため、月経に関する知識が不足し、例えば経血の流出は自分の意志でコントロールできるとか、経血は汚いものである、などといった誤解を招くことになるのです。

ペースが乱されてしまいます。この数日間は「生理中」というだけでなく、「身体に生じた変化を感じる」期間でもあるのです。

では医学は一体「月経」をどう解釈してきたのでしょう。

大衆向けに書かれた医学書をめくってみると、月経についてはわずか数行、多くて1ページ分も書かれていないことがほとんどです。文章中心の『How We Live〔生命の仕組み〕』[*15]と、オールカラーでイラストと写真をふんだんに使った『The Human Body: A visual guide to human anatomy〔人間の身体：解剖ビジュアルガイド〕』[*16]の2冊を比べてみましょう。神経系、呼吸器系、心臓血管系、免疫系、内分泌系、消化器系……と一つひとつ章を立てて紹介していく構成は一

*15 Sherwin B. Nuland. "How We Live" (1998) の繁体字中国語翻訳『生命的臉：從心臟到大腦，耶魯教授的臨床醫學課』台北：時報出版、2019年。

*16 Sarah Brewer. "The Human Body: A visual guide to human anatomy" (2009) の繁体字中国語翻訳『mD人體大透視』台北：聯經出版、2011年。

般的な医学書とほとんど同じですが、この2冊は生殖系について特に重要視しています。

400ページを超える『How We Live』では、第7章「The Act of Love（愛の行為）」で性・情動・性行為や生殖器官について、第8章「A Child is Born（赤ちゃんの誕生）」で妊娠と出産について解説しています。著者は女性生殖器官について「この複雑な系統の最も重要な任務は、卵子に奉仕することだ」と述べています。

月経については、思春期の少女の発達過程と体内のホルモン作用にのみ言及しており、経血には一言も触れていません。その代わり、自分の妻の妊娠・出産を例にあげ、生物の生殖本能を熱心に探求しようとしています。そう、この本の著者は男性医師なのです。

一方『The Human Body』は、約200ページの本ですが、女性生殖器系に16ページもの紙幅を割いています（男性生殖器系はわずか2ページ）。まず小陰唇・大陰唇・クリトリスおよび恥丘からなる外性器と、膣・卵巣および卵管・子宮などの内性器の説明から始まり、卵巣の中で卵子がゆっくりと成熟し1か月後に排卵が起きる様子を、図を使いわかりやすく解説しています。排卵の仕組みに続き、月経周期についての説明もあり、さらに妊娠の仕組みや妊娠期間の身体の変化についての記述が14ページにわたって続きます。みなさんはもうお気付きかと思いますが、この本の著者は女性医師です。

初潮から閉経までのおよそ40年、女性は一生の半分を月経と共に過ごします。つまり月経期間の生活の質は、女性の半生を左右するのです。しかしこのことが真剣に議論されることはほとんどありません。私たちが医学書から学ぶことができるのは、妊娠や出産のメカニズムが中心で、月経は副産物としかみなされていません。

初潮を迎える年頃の少女たちは身体の変化に敏感です。初めての月経で自分の身体の中から温かい経血が流れ出てくる複雑な感覚を知った時、みなさんもきっと不安を覚えたことでしょう。

しかし、医学はずっとこの感覚を「取るに足らないこと」としてきたのかもしれません。私たち女性は、医学が定義する「月経」が実際にはどのようなものか、辞書で引いてわかったつもりになることはできません。経血が出てくるのを感じたら、すぐに対処しなければならないのです。

少女の視点が欠けている月経教育

初潮を迎えた少女の心や身体には一体どんな変化が起きるのでしょうか。

ある日突然、心の準備もできていないままショーツを汚してしまったら？　経血を簡単にすばやく処理する方法をすぐ身につけなくてはいけません。しかし皮肉なことに、生命をはぐくむ機能としての月経については、すでに保健の授業で学んでいるのです。そこでは経血は性的に成熟した証として教えられます。しかし少女の経験の上では、すぐに排除すべき異物であり、衣服やソファなどを汚す危険物なのです。この矛盾は少女にどんな影響を及ぼすのでしょうか。

フランスの哲学者でフェミニストのシモーヌ・ド・ボーヴォワールは、著書『第二の性』で少女の不安を描いています。「子宮は生命をはぐくむもの」と医学の権威が必要以上に強調することが、社会における女性への不当な扱いにつながっていると彼女は指摘します。つまり「女性とは、すなわち子宮」なのです。自分の身体が成長し始める痛みを感じ、悩んでいても、それを表現するのにふさわしい知識やことばは見つからず、そのかわり医学の権威は人類の種が受け継がれること、その営みに奉仕する存在としての女性を美しく讃えるのです。まるでそれ以外に女性の価値はないと言っているかのようです。そして少女たち自身もその考え方に影響され、苦しむのです。

学校の中でも、少女たちは生理について学びます。現在小学校高学年で使われている保健の教材は、月経を理解していない男子生徒や、初潮を迎えても他人にうまく伝えられない女子生徒が生理について誤った先入観を持ってしまわないよう、男女間で共感しあうことを意識してつくられています。

ある小学校高学年向けの保健の教材に、こんな映像がありました。ひとりの女の子が黙って友達の輪から外れ、具合が悪そうに座り込みます。するとおおげさにお腹を抱えた男の子が、いかにも重そうな足取りをして近づいてきます。「何のつもり？」と女の子が尋ねると、男の子は「なんで今日はこんな変な歩き方してるの？」とからかいながら答えるのです。

これは冒頭の一部分に過ぎず、月経とは何なのか、なぜ女子にそのような身体的・精神的変化が起こるのかがその後きちんと説明されます。この脚本は一見、男子から女子へのからかいをいさめ、お互いへの理解を促しているように見えます。しかし問題は、月経のネガティブな面ばかりを見せていることです。このような映像を見せられた女の子は、生理がくると体調が悪くなるんだ、と想像して身構えます。そして「いつもと様子が違うことを、生理について何も知らない男子に嗅ぎつけられるかもしれない」と必要以上にナーバスになってしまうのです。

医学的な知識だけでは不十分です。病院や家庭以外でも生理の話をすることがとても大切なのです。女子にとってはその経験が、集団生活の中で自己管理をするための役に立ちますし、男子にとっては、異性のことを自然に理解していくきっかけとなるのです。[*17]

なぜ憂鬱なのか――隠された身体感覚

あなたが生理の話をする時のことを思い出してみてください。

＊17　張天韻「男性的月經文化：建構與行動」『應用心理研究』17期、2003年、pp.157-186。

誰と話しますか？　母親や姉妹、友達、それとも彼氏や彼女でしょうか。

生理のことを何と呼びますか？　「あれ」「大叔母さん」「生理期」「小紅《シャオホン》」、また「親友」と呼ぶ人もいます。周期も大事です。「今回は早かった」「やっと来てくれて安心した」と、前回と今回を比べたりもしますよね。

また経血について、「かなり多かった」「何でこんなに少ないの？」「突然ドバッと出た」「1日目はほとんど出ない」とか、「血の塊があった」「かなり薄い」「すごく血生臭い」「油断して服を汚しちゃった」など、けっこう生々しく具体的に描写することもあると思います。

「今回も痛かった」「あまり痛くなかった」「お腹が張ってる感じ」「お腹を下してる」「イライラする」「動きたくない」「痛み止めが必要なくらい痛かった」などの身体や心の状態は、親しい相手にしか伝えたくないものです。

「生理痛がひどいから薬を飲んだ」「一日寝てた」「服に血がついてないか、いつもチェックしてる」と、対処のしかたを話すこともあるでしょう。

ついでにこんなやりとりをするかもしれません。

「ナプキン持ってる？」「タンポンがあったら貸してくれない？」

最近なら「月経カップを使ってるから、ナプキンもタンポンも持ってない」というやり取りもあるかもしれません。（でも安心してください。この手の貸し借りはティッシュの貸し借りと同じで、相手はあなたから返してもらおうとは思っていません。手助けのようなものなんですよ）

このように私たちが生理について話す時は、「生理が来た」では終わりません。会話の内容をじっくり分析してみると、そこにはさまざまな要素があり、生理と一口に言ってもたくさんの意味が含まれていることがわかります。そこには生理に対する個人のイメージが反映され、さらには社会的な意味づけや健康チェックという側面もあります。

時間の感覚も普段とは変わります。手元にある生理用品の数や種類をあらかじめチェックし、いつ流れ出てくるかわからない経血が服を汚さないように備えます。その準備期間のナイーブな心理状態が、医学的には3〜7日と言われている生理期間をもっと長く感じさせます。そもそも生理が来るかどうか、予定通りに来るのか、どのくらい続くのかなど、生理周期の不安は情緒面に影響を及ぼし、健康状態や妊娠のことを考えさせます。そして生理が来れば今度は、使っている生理用品がどのくらいの時間もちこたえられるのか、交換頻度は……、となかなか気の休まる暇もありません。冒頭に記した私たちにとってはおなじみの会話は、家庭や学校や保健教育から数十年にわたって影響を受けた結果なのです。

では、社会の中で女性たちは生理をどのように受け止めてきたのでしょうか。

生理との向き合い方は時代によって変化してきました。
1950年代に初潮を迎えた少女たちは、現在のおばあちゃん世代です。当時は全員が進学していたわけではないので、家で家事を手伝っている時に初潮を迎えた人も多いでしょう。家庭内で対処することが多く、知らせる相手は主に母親でした。母親に手伝ってもらいながら古布で月事帯《ユエシーダイ》をつくったり、使い方を習ったりしました。

初期の生理用品について振り返ってみましょう。
台湾で使い捨て式の生理用品が立て続けに登場したのは一九六〇年代のことです。[*18]
1962年に誕生した医療用綿球「小嫦娥《シャオチャンアー》★」のキャッチコピーは「月経帯いらず」。翌年登場した「婦女綿」は「便所紙（当時のトイレットペーパー）より安い」ことを強調し、同じ年に台湾婦女用品会社が発売した「幸福綿 Lucky pad」は「女性たちの一大福音」「生理用品大革命」と打ち出しました。袋状のガーゼに綿を詰めた幸福綿は、優れた伸縮性で身体にフィットする「伴奶褲《バンナイクー》」というショーツとセットで使うことでしっかり固定され、動きによるずれを防ぐことができました。当時からこのような生理用ナプキンの原型はありましたが、値段が高かったため、ほとんどの女性たちは下着に便所紙をあてがいやりすごしていました。

*18 蔡蕙頻「絕對靠得住！有它好自在！從月經帶到衛生棉的歷史」『聯合新聞網』2020年4月13日。

★「嫦娥（じょうが）」は中国の神話に登場する月に住む仙女のこと

１９７０年代に初潮を迎えた少女たちの中には、現在母親になっている人も少なくないでしょう。彼女たちは予期しないまま学校で初潮を迎え、応急手当てとしてトイレットペーパーをショーツにあてて耐え忍び、家に帰ってようやく母親から処置のしかたを教えてもらいました。

１９７５年、世界で最初の使い捨て式生理用ナプキンを発売したキンバリークラーク社が台湾の製紙会社「士林紙業股份《こふん》有限公司」と技術提携し、「金百利股份有限公司」を設立します。翌年にはドイツから製造機械を輸入して、台湾で初めてとなる生理用ナプキン「Kotex〔台湾での表記は「靠得住」〕」の製造販売を開始しました。[*19] 当時のナプキンにはショーツに固定するための接着面もなく、70センチものロングサイズで、腰に巻いたベルトに吊るして固定しなければなりませんでした。

１９８０年代頃には、初潮年齢の変化、女子中高生が生理中に感じる身体的・精神的に不快な症状、そして性教育に焦点を当てた公衆衛生や看護の研究が行なわれました。これにより女性の身体や精神に生理がどのような影響を与えるのか、女性たちはどのように生理に関する医学的知識を身につけるのか、また生理期間の健康管理のしかたをどう学ぶのか、などの理解が進みました。

１９９０年代になるとナプキンのブランドと商品の種類が増え始めます。統計によればナプキンの使用率は95％まで高まりましたが、タンポンの使用率はわずか２・１％でした。[*20]

*19 莊惠婷、洪慧宜「女人的綿綿細語 衛生棉（條）之探究」『網路社會學通訊』67期、2007年。

*20 消費者文教基金會檢驗委員會（1993b）「把安心還給女性市售衛生棉條品質測試」『消費者報導』145、pp. 11-18。

「ぴったりフィット」「立体防御」「香りつき」「横もれ防止」「つけていないみたい」「瞬間吸収」「夜用スーパーロング」と、主要メーカー6社による、51種類ものバラエティ豊かなナプキンがその特色をアピールする一方、タンポンは「普通サイズ」「ミニサイズ」の2種類しかありませんでした。

同じ頃、公衆衛生や家庭での教育が生理を不可視化したことが女性の認識や習慣に影響を与えていたことが研究されました。ある聞き取り調査によれば、台湾女性の多くが家庭内で年長の女性との雑談を通し「女性はいつか血を流すようになる」という事実を何となく知っていったといいます。[*21] そして学校の授業でもそのように教えられ、実際に生理を体験する中で「他人に言ってはいけない」「人に見られてはいけない」と自然に考えるようになっていきました。身体にとって正常なことだとわかってはいても、経血はきれいではなく目にするのは気分が悪いとか、生理はタブーであるという恐怖や嫌悪感、恥ずかしさ、不便さ、不快感など、マイナスのイメージを持つことが多かったのです。

さらに、多くの女性が同じ経験や悩みを抱えてきたことから、生理は個人的でありながら社会的なものでもあることが女性学やジェンダーの研究者によって指摘されるようになりました。

2000年代に初潮を迎えた少女たちは、初潮が来る前に母親や保健の先生から月経について教えられているので、上の世代に比べれば心の準備ができていましたし、生理用ナ

*21 王秀雲「從意外到等待：台灣女性的初經經驗1950s-2000s」『女學學誌：婦女與性別研究』39期、2016年、pp. 111-163。

プキンの使い方も知っていました。

さまざまな時代を生きた女性たちの経験に共通しているのは、彼女たちが自分の身体や女性であることをネガティブに考えていることです。自由に移動できない不便さから、「生理が嫌い」とはっきり言う人もいます。もちろん女性たちの中には、生殖能力の証明だとポジティブに語る人もいます。

生理をどうとらえるか、生理期間中をどう過ごすのかが、女性たちのライフスタイルに大きな影響を与えます。つまり、生理用品に多様な選択肢があるかどうかがそのまま女性の生活の質に直結するのです。

現在、比較的便利な使い捨てナプキンが広く普及していますが、状況によっては十分に快適とは言えず、時には別の選択肢が求められるでしょう。

例えば布ナプキンがそのひとつです。

布ナプキンブランド「CherryP」の物語

使い捨てナプキンは一九七五年頃からどんどん普及していき、消費者の需要に応じて様々な商品が登場しましたが、肌にあまりやさしくないという欠点がありました。

「女性の内緒話　ナプキンおよびタンポンの探究」という論文[*22]では、台湾最大の消費者団

*22　莊惠婷、洪慧宜「女人的綿綿細語 衛生棉（條）之探究」『網路社會學通訊』67期、2007年。

体が２００５年に行なった市販の生理用ナプキンとタンポンの調査をもとに、使われていた素材についてまとめています。当時のナプキンは直接肌に触れる吸収部分にコットン不織布やメッシュ状ポリエチレンが使用されていました。同じ年に発表された新聞記事[*23]「不織布がナプキンの主流な材料に」の中でも、素材の比較検討がされています。メッシュ状ポリエチレンは吸収力や速乾性に優れているが摩擦が大きくかゆみを誘発しやすいこと、それに対し、不織布は技術の進化により吸収力が高まり肌触りもよくなったため、今後ポリエチレンに取って代わる可能性があると書かれています。

消費者団体によるナプキンの製品テスト項目――吸収力、滲出性、速乾性、生菌数――も注目に値します。何と言っても台湾の気候は高温多湿です。ズボンをはこうがスカートをはこうが、そこに少なくとも長さ20センチのナプキンが重なり、そのナプキン自体も複数の層でできているため、外陰部は一日中じめじめとして生暖かい人工的な環境にさらされます。そこでナプキンの素材には軽くて薄く、通気性のよいものが求められるのです。

肌が敏感なために使い捨てナプキンが合わない人もいます。そこで選択肢に加わるのが布ナプキンです。布ナプキンブランド「CherryP」を立ち上げたチェリーは、自身が敏感肌であり、また手のひらの多汗症を手術したため、その後の代償性発汗〔手術をしていない身体の部位の汗が増えてしまう副作用〕にひどく悩まされていました。そのため人と比べて汗をかきやすい彼女は、使い捨てナプキンではかぶれてしまうことが多く、布ナプキンは最

＊23　潘嘉凌「不織布成衛生棉主流材質」『蘋果日報』２００５年５月１日。

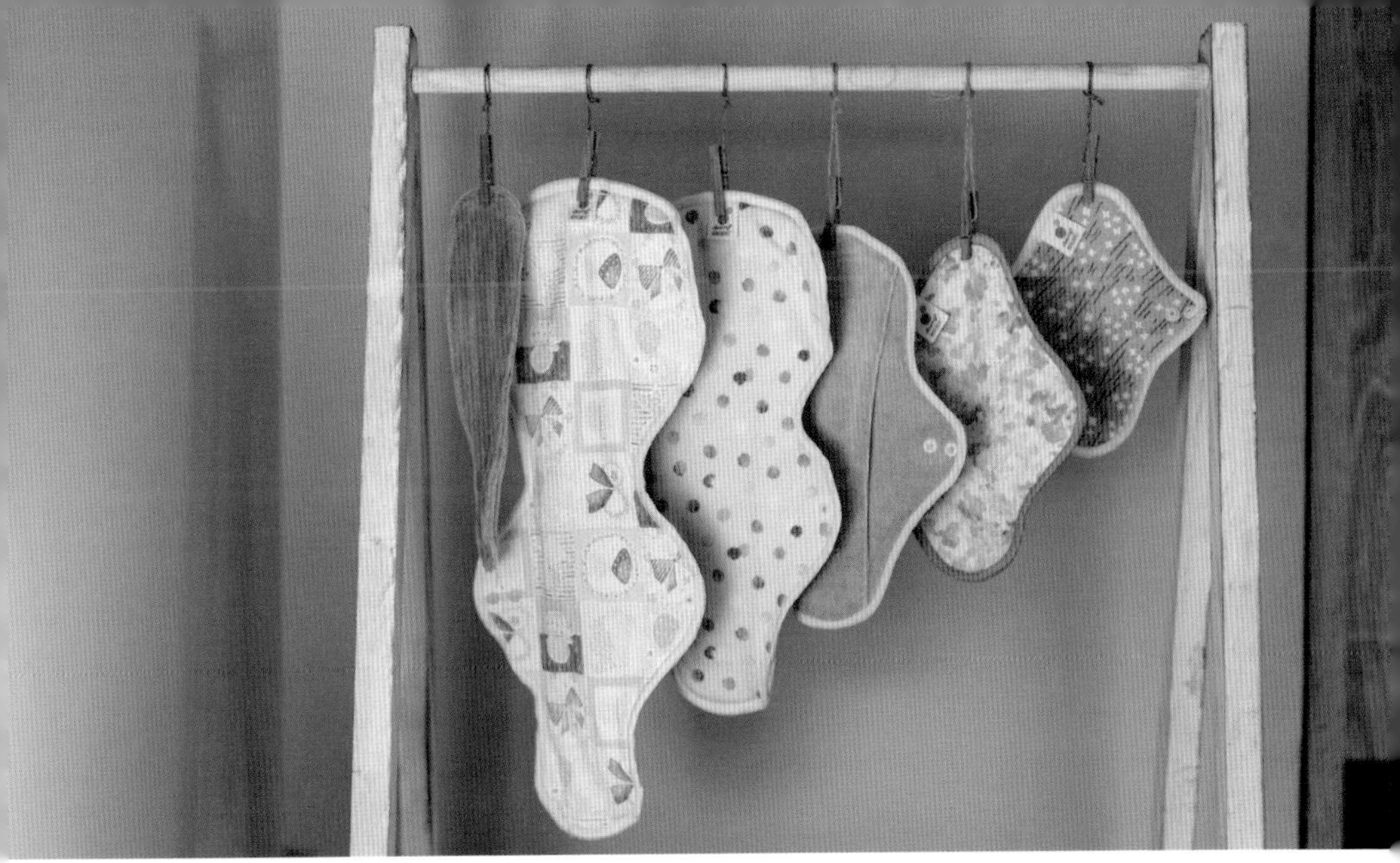

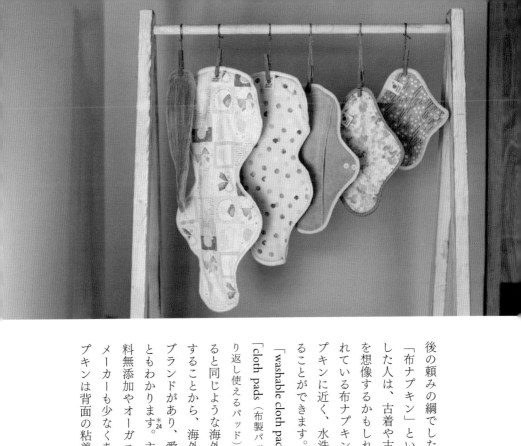

後の頼みの綱でした。
「布ナプキン」ということばを初めて耳にした人は、古着や古布でつくる昔の月事布《ユエシーブー》を想像するかもしれませんが、現在市販されている布ナプキンは見た目も使い捨てナプキンに近く、水洗いして繰り返し使用することができます。
「washable cloth pads（洗濯可能な布製パッド）」「cloth pads（布製パッド）」「reusable pads（繰り返し使えるパッド）」などと英語で検索すると同じような海外製品がたくさんヒットすることから、海外にも多くの布ナプキンブランドがあり、愛用者が世界中にいることもわかります。[*24] 主な材料は純綿で、着色料無添加やオーガニックコットン製を謳うメーカーも少なくありません。使い捨てナプキンは背面の粘着テープでショーツに固

*24 台湾のブロガーによる記事（https://flowery.tw/cherryp/）。記事中には甜蜜接觸、糖來了、棉樂悅事、蹦蹦樹、聖誕婆婆小舖、海邊的司廚、和諧生活、女兒紅、Easy Lohas、touta（日本）、Charlie Banana、綠兔子工作室、正合我穩などの布ナプキンメーカへのリンクを含む。

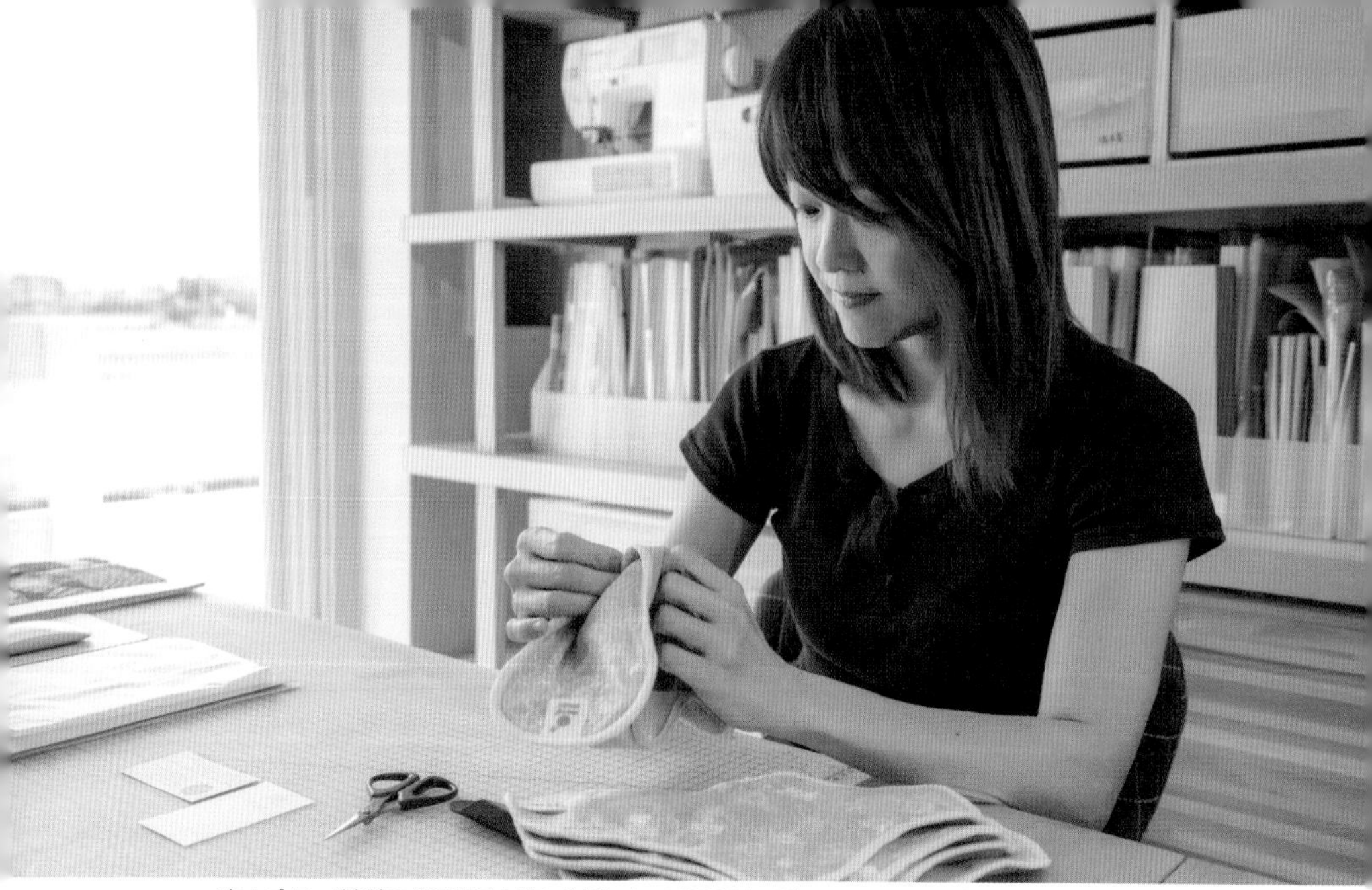

布ナプキンが台湾の生理用品市場に登場したのは2008年以降のことです。理由は環境保護意識の高まりと、ナプキンに通気性や快適さが求められていたから。チェリーが起業したきっかけは後者です。布ナプキンは、従来の市販品に悩まされてきた多くの女性たちに恩恵をもたらしました。

定しますが、布ナプキンはウィング部分に付けられたスナップボタンで、ショーツのクロッチ部分をはさむように固定します。肌にやさしく通気性に優れ、使い捨てナプキンと同じように、昼用・夜用、多い日の夜用などのサイズ展開もあります。形も使い方も使い捨てナプキンとよく似ているので、無理なく切り替えることができます。

チェリーは自分が布ナプキンのブランドを立ち上げることになるとは思ってもいませんでした。出産後、子どもに紙おむつを使っていましたが、むれやすかったので通気性のよい布おむつに替えてみました。たくさんの布おむつの中からたまたま出会ったのが、カラードコットンとも呼ばれる「茶綿」製の布おむつでした。

茶綿は脱脂や漂白などの加工をしていないため、表面の蝋成分がそのまま残り、綿本来の柔らかさを保っています。加工をしないため染色などはできませんが、濃淡のある茶褐色がやさしい印象の素材です。そして真水や中性洗剤で洗うことができるため、洗濯も簡単です。肌触りがよく通気性に優れた茶綿は布ナプキンの材料に最適だとチェリーは考えました。赤ちゃんの使用後の布おむつがそれほどにおわなかったこともポイントでした。当時、茶綿性の布ナプキンはほかになかったので、チェリーはこの材料を使って自分のために布製の生理用ナプキンをつくってみようと考えたのです。

まずデザインは、使い捨てナプキンを参考にして四層構造にしました。外陰部に触れる表面は肌にやさしい茶綿を使い、内側の吸収部分にも同じ茶綿を使いますが、ループ状に織り、パイル生地のようにすることで吸収力と耐久性を高めました。その下の層は防水材としてTPU（熱可塑性ポリウレタン）が使われています。このフィルムは生分解性の環境にやさしい素材でもあります。そして一番外側は可愛らしい花柄のプリント生地にしました。

その頃台湾では環境保護への関心が高まっていました。多くの人が、プラスチックごみや二酸化炭素の排出量削減をめざして生活を見直し始めたのです。そこで問題になったのが生理用品です。使い捨てナプキンが大量のプラスチックごみを生み出しているとさかんに言われるようになり、消費者は生理用品を選ぶ際にも環境保護と持続可能性を重視するようになりました。

布ナプキンは「SweetTouch」や「CherryP」といった初期のメーカーだけでなく、環境保護をテーマにしたマーケットや手づくり市でも販売され、商品にはどれもつくり手の豊富な経験やアイデアが反映されていました。当時の布ナプキンユーザーが活発に情報交換をしている様子は今でもネット上に残っています。

環境保護と一口に言っても、ごみを出さないように布ナプキンを使うことと、オーガニック製品を生産・販売することでは次元が違います。オーガニック認証に適合する生地は比較的簡単に手に入れることができたのですが、布ナプキンは生地だけでなくさまざまなパーツで構成されています。機能性が求められる防水材や、チェリーのこだわりである高品質で色柄も豊富な日本製のボタンなど、全ての材料にオーガニック認証を得ることは難しかったのです。布ナプキンの市場規模や生産工程が限られているとはいえ、オーガニック素材にかかるコストは決して低くないですし、全てのメーカーが全てのプロセスにおいてオーガニックの認証を獲得できるわけではありません。

布ナプキンのメリットは、肌にやさしく低刺激で、生理中の不快感を大幅に減らせることです。

布ナプキンは手づくり市のほか、比較的規模の大きなメーカーであれば「Yahoo! 奇摩《キモ》拍賣《パイマイ》★」に出店しているケースもありました。奇摩拍賣の「Q&A」に寄せられたさまざま

★台湾におけるヤフーショッピングおよびヤフオク

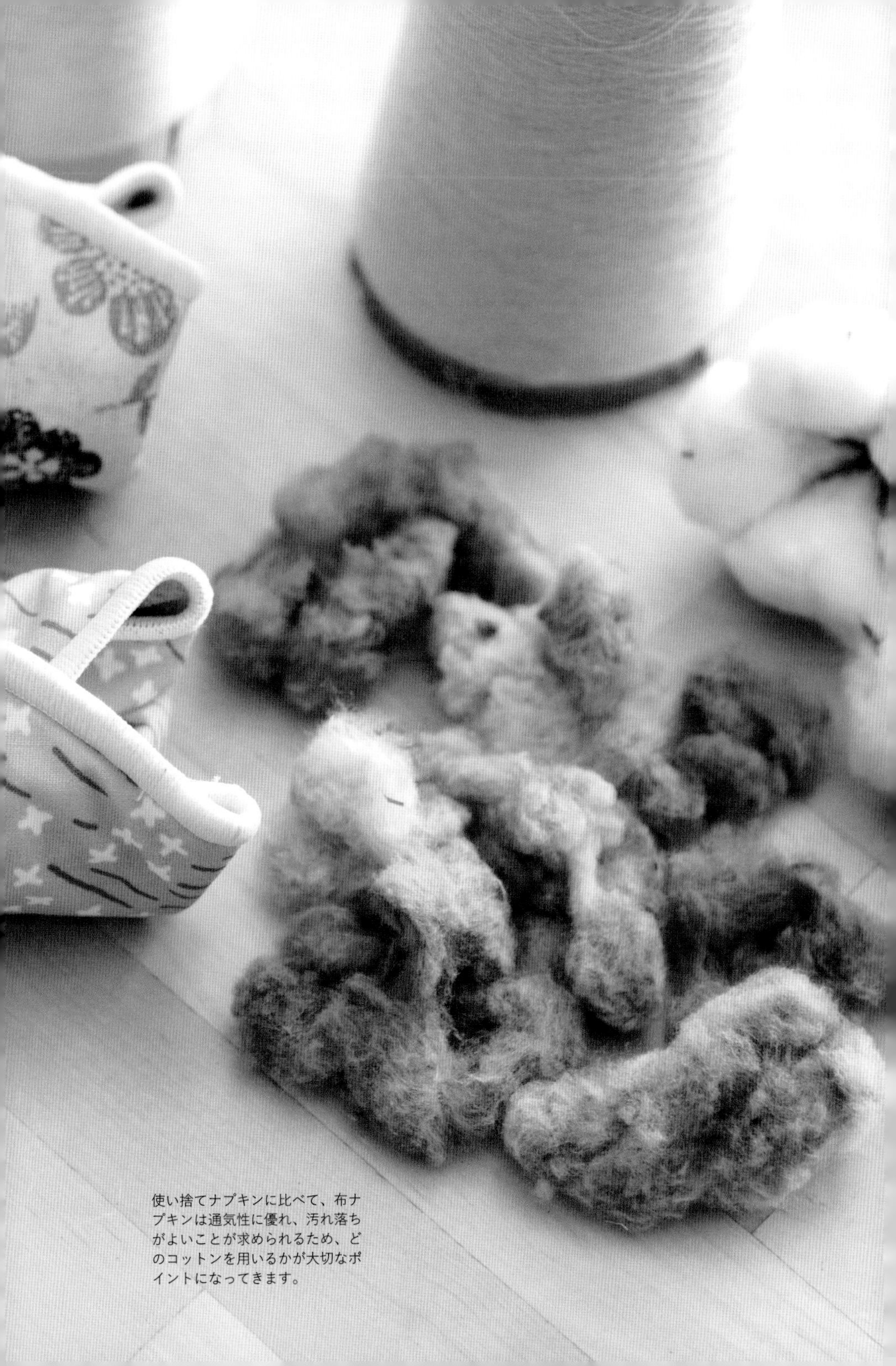

使い捨てナプキンに比べて、布ナプキンは通気性に優れ、汚れ落ちがよいことが求められるため、どのコットンを用いるかが大切なポイントになってきます。

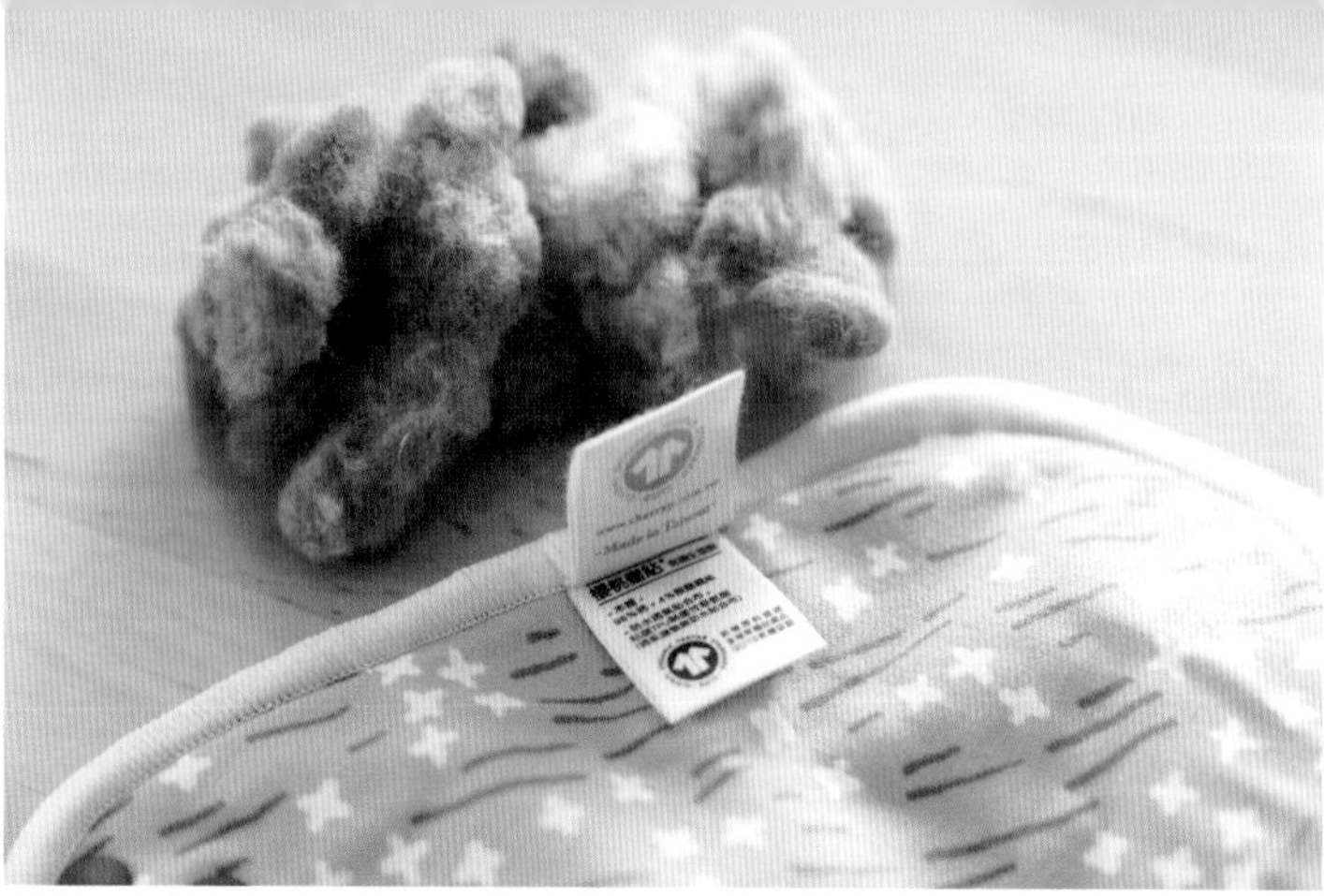

製造工程の全てにおいてオーガニック認証を取ることは簡単ではありませんが、チェリーはそれに相当する関連認証やマークを取得するための努力を惜しみません。台湾における生理用品の発展史を研究すると、開発者がマークや認証の取得に、研究開発にかかるのと同じくらいの時間をかけていることがわかります。

なコメントを読むと、布ナプキンを使うことで生理中にかぶれなくなって嬉しい、というユーザーのほっとした様子をうかがい知ることができます。

しかしインターネット掲示板「批《ピー》踢《ティー》踢《ティー》実《シー》業《イエ》坊《ファン》（以下PTT）」★に当時残されたコメントをみると、布ナプキンに疑問を持っている人が多くいたこともわかります。

「おばあちゃん世代が使っていたものを、なんで今さら使わなきゃいけないの？」

使い捨てナプキンが普及するまでの歴史を知っている人であれば、時代遅れの布製品をわざわざ使うことを不思議に思うかもしれません。通気性のよさや使い捨てナプキンに近いデザインなど、過去とは比べものにならないほど進化した布ナプキンですが、それでも「退化」を気にするユーザーはいるのです。

★ 台湾で最大規模のオンライン掲示板。日本の5ちゃんねるに似ているが、投稿には会員登録が必要幸い布ナプキンの素材はさらに進化しています。普通の下着と同じように洗うことができるので、洗濯が大きな負担になることもありません。研究開発を行なうメーカーは、生理中に感じるだるさや体調の悪さにも配慮して、洗濯機でも気軽に洗えることをアピールしています。ユーザーの負担を軽くするため、専用の洗剤を安く提供する業者もいます。「お湯は使っちゃだめ」「酢と重曹が一番」「セスキ炭酸ソーダを使ってる人も多いよ」……。いかに経血のしみを残さず洗い上げるか、布ナプキンユーザーたちの熱い口コミは今もさかんに掲示板に書き込まれています。ただ、いくら布ナプキンの肌触りがよく快適だといっても、多くの女性は相変わらず使い捨てナプキンのほうを選んでいます。布ナプキンに興味はあっても、経血のにおいや洗濯する手間などが気になりためらう人は多いのです。

「娘たちの心に布を　布ナプキンによる持続可能な消費経験と学習」[*25]という論文の中で行なわれたユーザーへの聞き取り調査では、家族から「洗ってもきれいにならないのでは」「においが残りそう」「使用済みの布ナプキンをどうやって持ち帰るのか」「また経血に触れるの」などと言われたという記録もあります。しかしユーザーたちは決まってこうも話していたそうです。「経血を吸ってもにおわないし、洗ってから乾くまで少し時間がかかるけど、布ナプキンを使いにくいと思ったことはない」

実は経血は使い捨てナプキンの材質と結びついた時にひどいにおいを放つのです。その

*25　羅先耘「布入女兒心 以布衛生棉探討永續消費的經驗與學習」台北：國立師範大學環境教育研究所修士論文、2007。

ため、女性のほとんどが経血に対してとてもいやなイメージを持っています。経血そのものが悪臭を放っているという誤解が、生理用品へのイメージにも影響を及ぼしているのです。

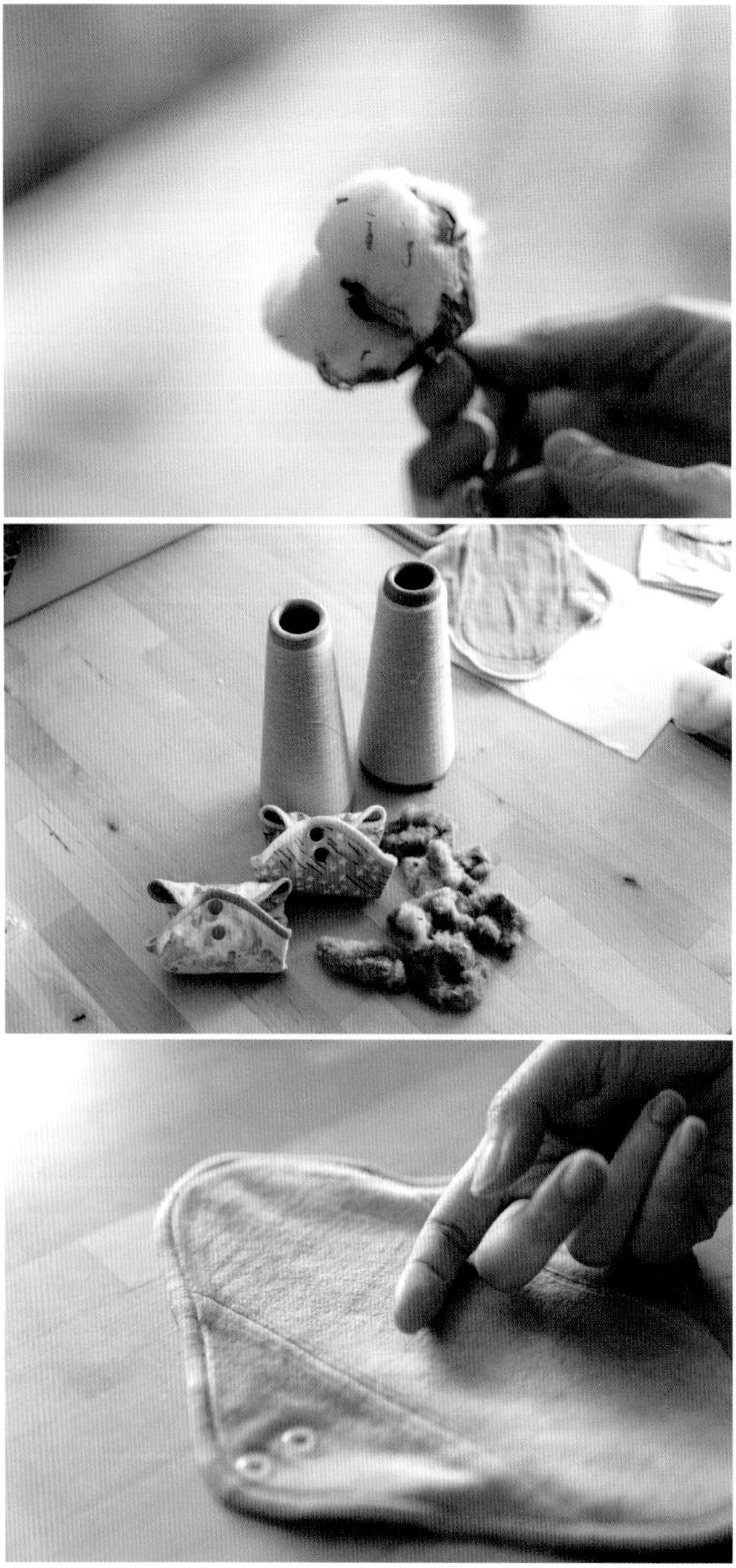

自然な色合いの茶綿は手ざわりがよく、吸収性に優れている上にお手入れが簡単で、「CherryP」を特徴づける材料となりました。

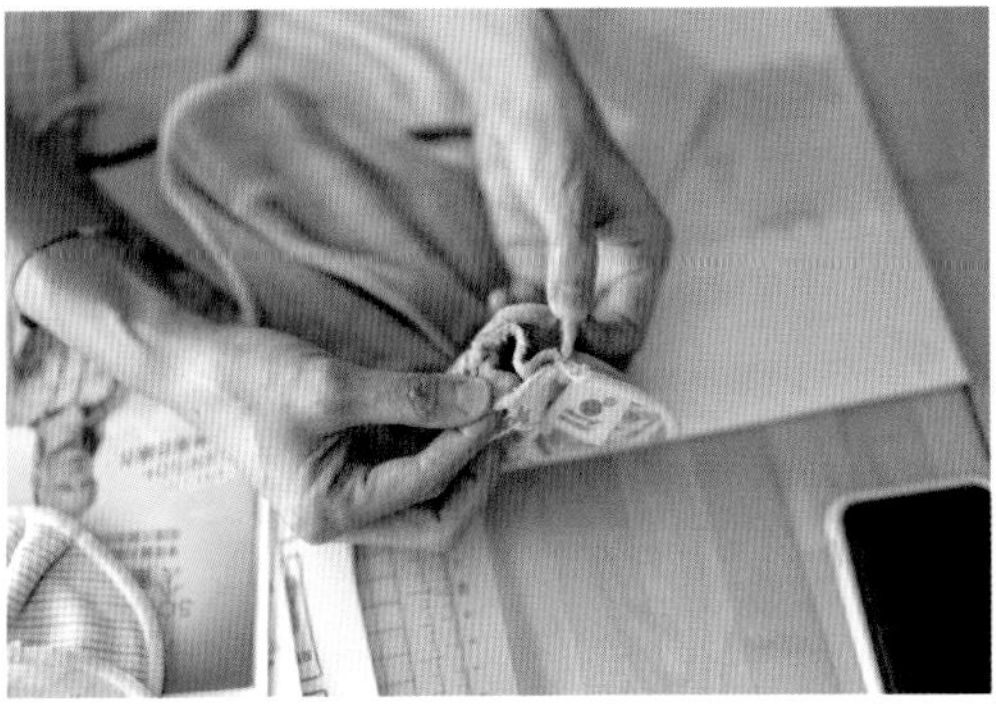

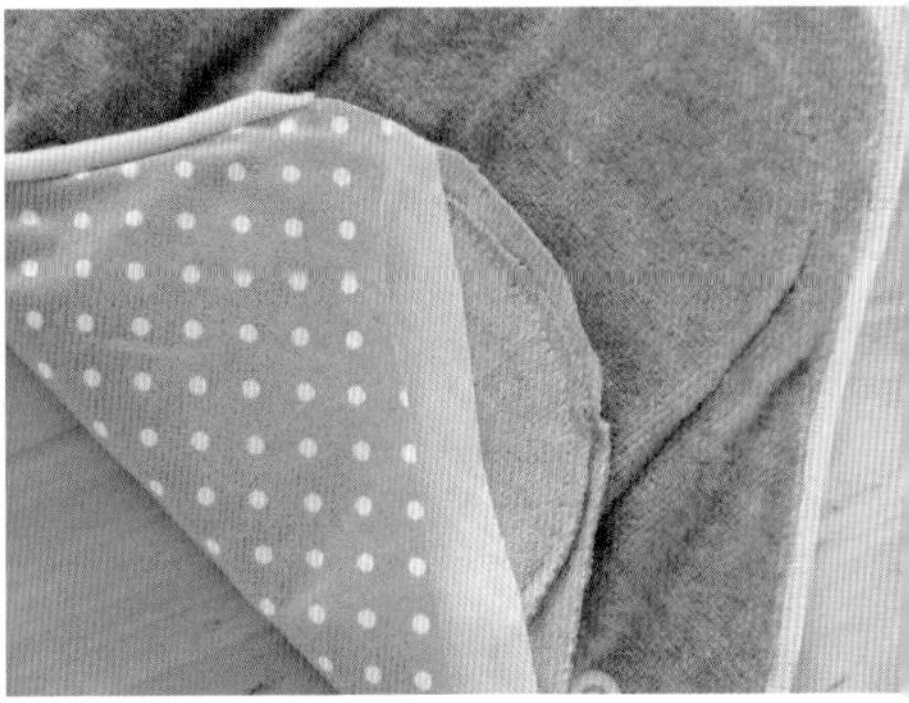

布ナプキンと市販されている従来の使い捨てナプキンは、どちらも肌に当たる表面材から防水材に至る3～4層構造でできています。ユーザーは特にお試し期間を設けることなく、ほぼシームレスに乗り換えが可能です。

様々なプリント生地を用いるのも布ナプキンの特色のひとつ。柄の多さは消費者の購買満足度を高め、またたくさんの選択肢があることで、女性の気分を上げる効果もあります。日本製の布やボタンはチェリーのこだわりポイントです。

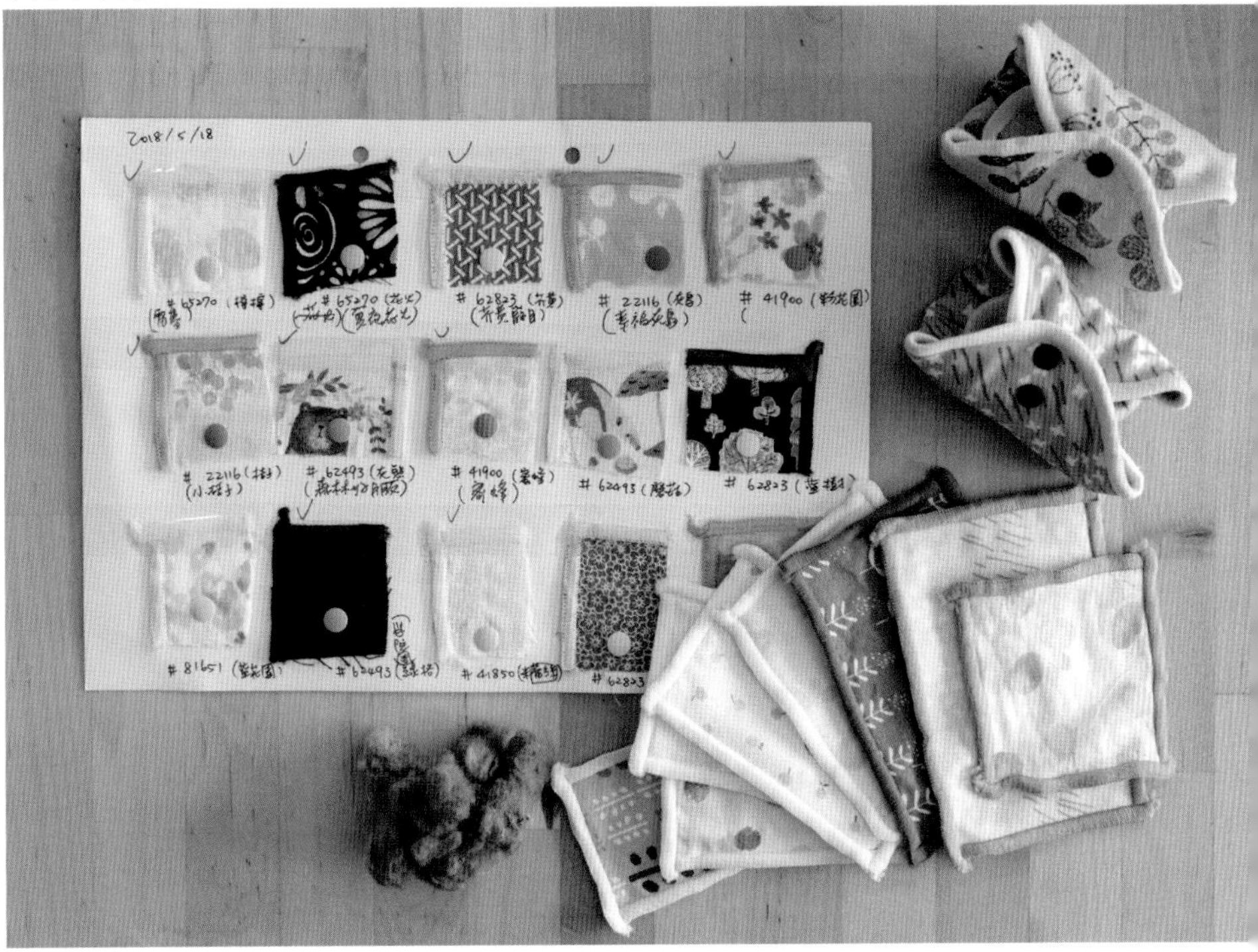

タンポン暗黒時代

布ナプキンが市場に開花する兆しを見せ始めた一方、タンポンは暗黒時代のままでした。台湾初のアプリケーター付きタンポンを開発した「KiraKira」は、「タンポンだけが並ぶ商品棚が台湾にもほしい」というヴァネッサの思いからスタートします。2003年8月、ヴァネッサは交換留学生として渡米しました。

「ショックでした。アメリカのドラッグストアには壁一面の陳列棚に、タンポンだけがずらっと並べられていたんです。なぜ台湾にこれがないんだろうって思いました。文化や教育、社会的な環境が違うからでしょうか。私たちはタンポンを使うことにいつの間にかやましさのようなものを抱かされ、自然とタンポンから遠ざけられていた気がします。くやしかったです。ドラッグストアで、たくさんのタンポンから好きなものを選んで買えない。私たちには選択肢が最初からなかったんだって。その選択肢がないことで、私たちの人生にどういう影響があるんだろう。そしてこの状態を変えるには、何が必要なんだろう？今まで私の国は何をしてきたんだろう。生理用品メーカーも、教育者も、ユーザーも、衛生福利部★の役人も、今まで何もしてこなかった。だから私たちは進歩しないままだったんです。アメリカに来て、私は本当にいろんなことを考えました」

ヴァネッサが留学する前、先にアメリカに行っていた同級生が電話をかけてきてこう言

★ 日本の厚生労働省に相当

いました。

「ねえ、アプリケーター付きタンポンって使ったことある？　すっごく使いやすいから機会があったら試してみてよ」

「それなら私も知ってるよ」

この時ヴァネッサが思い浮かべていたのは、「COSMED」★★で見かけた紙製アプリケーター付きのタンポンでした。でも、同級生が言っていたのは実はプラスチック製アプリケーター付きのものだったのです。そのことに気付くのは、ヴァネッサが渡米した後のことです。それまでも「八仙楽園」のようなプールに遊びに行く時にはタンポンを使っていましたが、彼女にとってのタンポンは、必要に迫られた時や急場をしのぐためのものであり、日常的に使うものではありませんでした。アメリカで棚一面のタンポンを見るまでは、自分が台湾で見ていたタンポンの種類の乏しさに気付かなかったのです。


留学生活をする中でお小遣い稼ぎをしたいと思ったヴァネッサは、アメリカで購入したタンポンを「Yahoo! 奇《キ》摩《モ》拍《パイ》賣《マイ》」で台湾のユーザーに売ることにしました。たくさんの種類のタンポンを揃え、台湾の女性たちに商品の便利さを訴えました。販売を始めて半年、売り上げも顧客数も順調に増えていきます。ひと月に平均で約200人から注文がありました。多くはリピーターとなり、2、3か月分をまとめ買いしてくれることもありました。

★★　台湾のドラッグストアチェーン。表記は「康是美」

しかしその後、顧客数は頭打ちになってしまいます。もっとタンポンのよさを広めたいと考えたヴァネッサは、２００4年3月、顧客に向けて電子ニュースレターの配信を始めます。お勧めの商品、試してみる価値のある新製品など、新しもの好きな顧客たちのツボを押さえた海外の情報を盛り込みました。顧客と信頼関係を築き、別のお客さんを連れてきてくれることも期待していました。この作戦は成功し、顧客数はさらに5割ほど増えました。友人や知人に簡単に転送できるニュースレターという形式も効果的でした。

当時タンポンを使っていたのはヴァネッサが育てた顧客だけではありません。台湾にもすでにタンポンユーザーがいました。彼女たちのことをお話する前にひとつ知っておいていただきたいのは、２０１0年にKiraKiraがアプリケーター付きのタンポンをリリースした時、他社製品は全てフィンガータイプのものだった、ということです。それよりもずいぶん前にo.b.が紙製アプリケーター付きの商品を出していましたが、市場に出回った期間は短く、再生産されることもありませんでした。フィンガータイプのタンポンは指で直接挿入するので、ちょっとしたコツがいります。膣の形状は一直線ではないため、押し込む時タンポンを微妙に傾ける必要があるのです。初心者にはしゃがんだ姿勢で挿入するよう勧める人もいます。また、生理中の女性は常に経血を流し続けているとは限りません。経血量がもともと少ない人や経血量が安定しない人が、不意の出血に備えて経血量の少ない生理の始まりや終わり頃にタンポンを使用すると、膣との摩擦が起き不快感につながるケースも多いのです。

使いやすいアプリケーター付きのタンポンを入手したければ、海外で大量に買い溜めするのが一番確実な方法でした。２０００年代の台湾は、欲しいものがどこでも買える現在とは違います。身内や友人の分を頼まれることもしばしばあり、海外に行くタンポンユーザーたちはスーツケースに十分なスペースを確保しておく必要がありました。

後に生理用品市場に参入するフィオナは、「小さなタンポンが導く不思議な旅　台湾人タンポンユーザーの主観的な経験、実際に使用してみて生じた感覚的な変化、そしてネッ

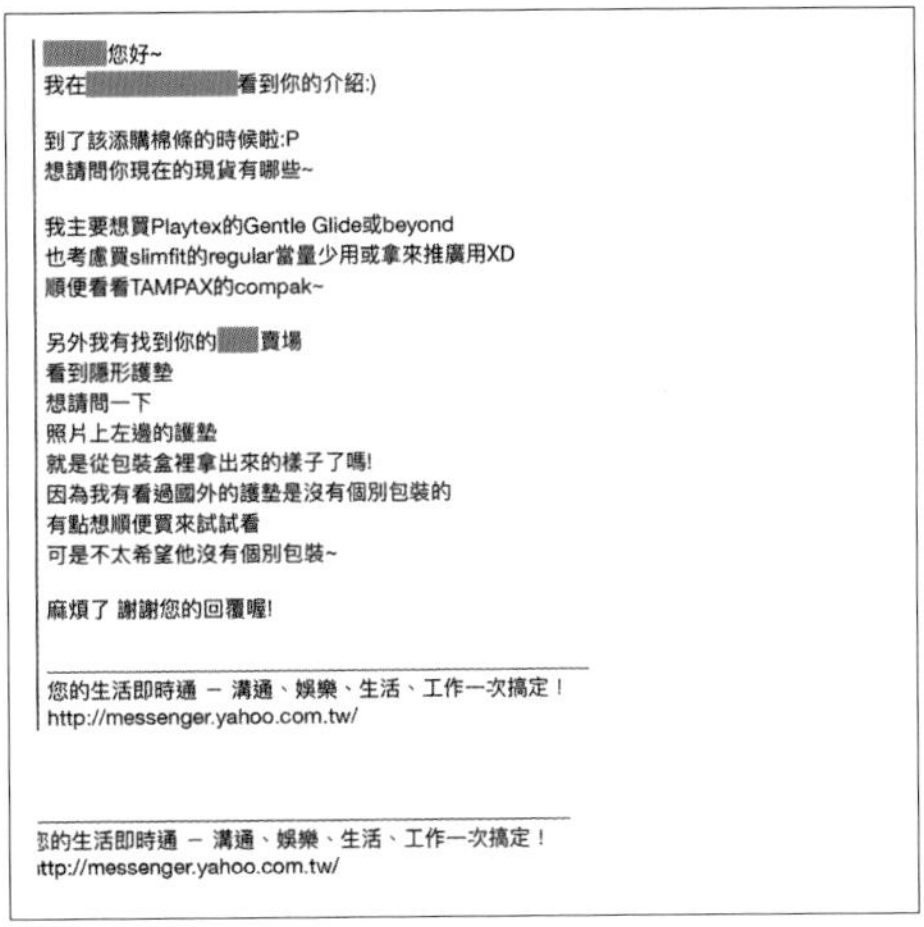
[redacted]您好~
我在[redacted]看到你的介紹:)

到了該添購棉條的時候啦:P
想請問你現在的現貨有哪些~

我主要想買Playtex的Gentle Glide或beyond
也考慮買slimfit的regular當量少用或拿來推廣用XD
順便看看TAMPAX的compak~

另外我有找到你的[redacted]賣場
看到隱形護墊
想請問一下
照片上左邊的護墊
就是從包裝盒裡拿出來的樣子了嗎!
因為我有看過國外的護墊是沒有個別包裝的
有點想順便買來試試看
可是不太希望他沒有個別包裝~

麻煩了 謝謝您的回覆喔!

您的生活即時通 – 溝通、娛樂、生活、工作一次搞定！
http://messenger.yahoo.com.tw/

您的生活即時通 – 溝通、娛樂、生活、工作一次搞定！
http://messenger.yahoo.com.tw/

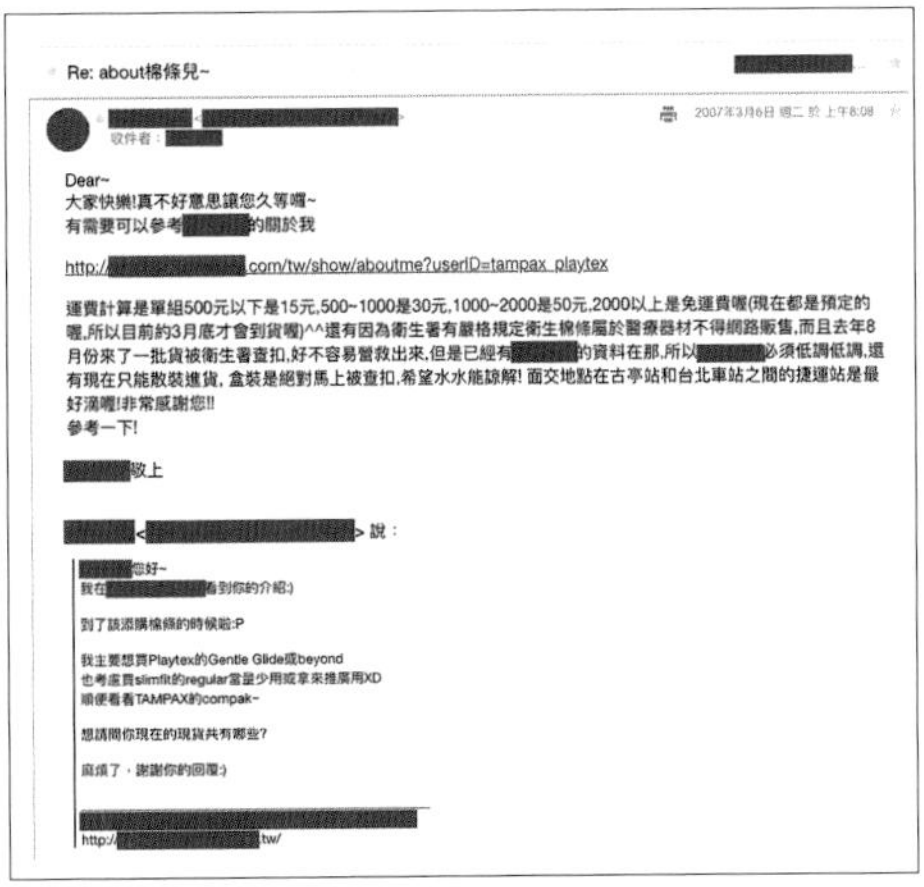
Re: about棉條兒~ [redacted]

[redacted] 2007年3月6日 週二 於 上午8:08
收件者：[redacted]

Dear~
大家快樂!真不好意思讓您久等囉~
有需要可以參考[redacted]的關於我

http://[redacted].com/tw/show/aboutme?userID=tampax_playtex

運費計算是單組500元以下是15元,500~1000是30元,1000~2000是50元,2000以上是免運費喔(現在都是預定的喔,所以目前約3月底才會到貨喔)^^還有因為衛生署有嚴格規定衛生棉條屬於醫療器材不得網路販售,而且去年8月份來了一批貨被衛生署查扣,好不容易營救出來,但是已經有[redacted]的資料在那,所以[redacted]必須低調低調,還有現在只能散裝進貨, 盒裝是絕對馬上被查扣,希望水水能諒解! 面交地點在古亭站和台北車站之間的捷運站是最好滴喔!非常感謝您!!
參考一下!

[redacted]敬上

[redacted]<[redacted]> 說：

[redacted]您好~
我在[redacted]看到你的介紹:)

到了該添購棉條的時候啦:P

我主要想買Playtex的Gentle Glide或beyond
也考慮買slimfit的regular當量少用或拿來推廣用XD
順便看看TAMPAX的compak~

想請問你現在的現貨共有哪些?

麻煩了，謝謝你的回覆:)

[redacted]
http://[redacted]tw/

ユアンイーが保存していたたくさんのメールのやりとりには、当時の販売者が自作したタンポンに関するカタログと購入記録が記されていました。これらはタンポンの暗黒時代に、多くのユーザーが水面下で取り引きしていたことを証明すると同時に、当時の台湾の生理用品市場が多様性に欠けていたことも示しています。

トコミュニティ文化」*26と題する修士論文の中で、マラソン大会参加のため日本に短期滞在した人が、できるだけたくさんのタンポンを買うために、予定の合間をぬって街中のドラッグストアを走り回ったというエピソードを紹介しています。

お気に入りの商品を一本でも多くストックしておくために、海外で無駄足を踏まないようにどのルートでどの店に行くべきか、彼女たちは常に情報収集し続けていたのです。個人輸入という方法もありましたが、いくらオンラインショッピングが便利になったとは言え、海外から商品を取り寄せるのはそれほど簡単なことではありません。ことばの壁もあるし、実際に使ってみなければなかなか自分に合うかどうかもわかりません。

タンポンは「医療機器」に指定されており、医療機器はインターネット上での無許可販

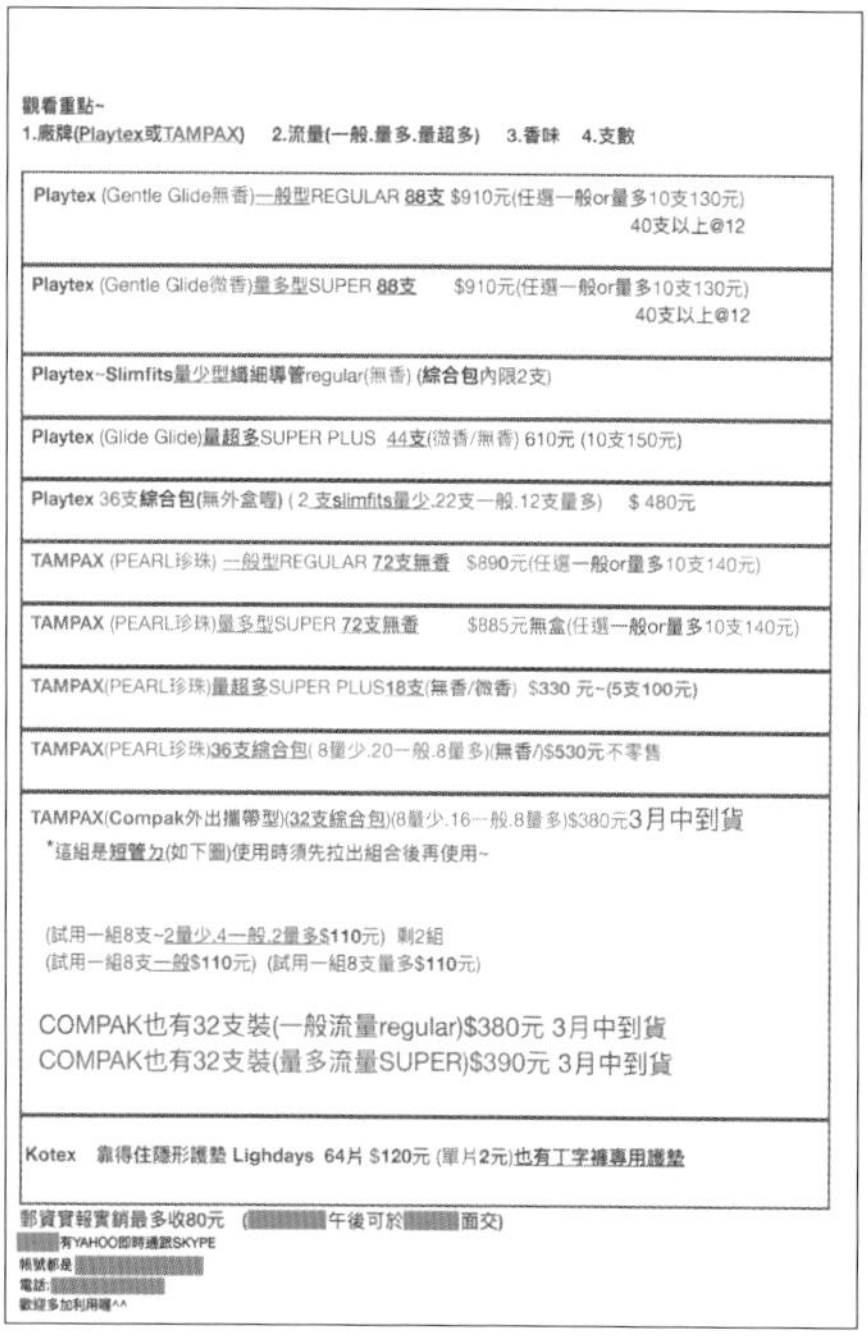

觀看重點~
1.廠牌(Playtex或TAMPAX)　2.流量(一般.量多.量超多)　3.香味　4.支數

Playtex (Gentle Glide無香)一般型REGULAR 88支 $910元(任選一般or量多10支130元)
40支以上@12

Playtex (Gentle Glide微香)量多型SUPER 88支　$910元(任選一般or量多10支130元)
40支以上@12

Playtex~Slimfits量少型纖細導管regular(無香) (綜合包內限2支)

Playtex (Glide Glide)量超多SUPER PLUS 44支(微香/無香) 610元 (10支150元)

Playtex 36支綜合包(無外盒喔) (2 支slimfits量少.22支一般.12支量多)　$ 480元

TAMPAX (PEARL珍珠) 一般型REGULAR 72支無香　$890元(任選一般or量多10支140元)

TAMPAX (PEARL珍珠)量多型SUPER 72支無香　$885元無盒(任選一般or量多10支140元)

TAMPAX(PEARL珍珠)量超多SUPER PLUS18支(無香/微香)　$330 元~(5支100元)

TAMPAX(PEARL珍珠)36支綜合包(8量少.20一般.8量多)(無香/)$530元不零售

TAMPAX(Compak外出攜帶型)(32支綜合包)(8量少.16一般.8量多)$380元3月中到貨
*這組是短管ㄉ(如下圖)使用時須先拉出組合後再使用~

(試用一組8支~2量少.4一般.2量多$110元)　剩2組
(試用一組8支一般$110元)　(試用一組8支量多$110元)

COMPAK也有32支裝(一般流量regular)$380元 3月中到貨
COMPAK也有32支裝(量多流量SUPER)$390元 3月中到貨

Kotex　靠得住隱形護墊 Lighdays 64片 $120元 (單片2元)也有丁字褲專用護墊

郵資實報實銷最多收80元　([redacted]午後可於[redacted]面交)
[redacted]有YAHOO即時通跟SKYPE
帳號都是[redacted]
電話:[redacted]
歡迎多加利用喔^^

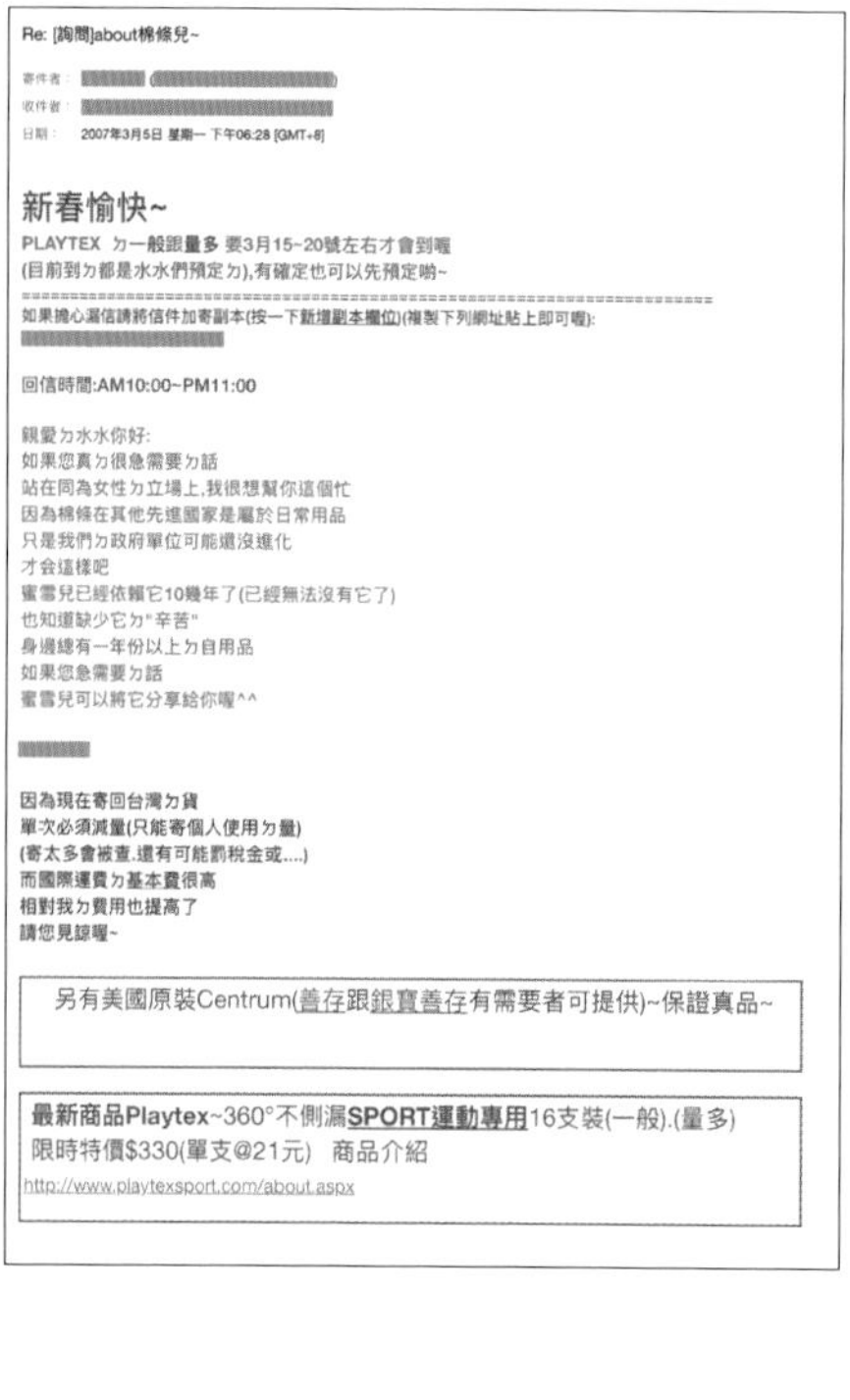

Re: [詢問]about棉條兒~

寄件者：[redacted]
收件者：[redacted]
日期：2007年3月5日 星期一 下午06:28 [GMT+8]

新春愉快~
PLAYTEX ㄉ一般跟量多 要3月15~20號左右才會到喔
(目前到ㄉ都是水水們預定ㄉ),有確定也可以先預定哟~
==
如果擔心漏信請將信件加寄副本(按一下新增副本欄位)(複製下列網址貼上即可喔):
[redacted]

回信時間:AM10:00~PM11:00

親愛ㄉ水水你好:
如果您真ㄉ很急需要ㄉ話
站在同為女性ㄉ立場上,我很想幫你這個忙
因為棉條在其他先進國家是屬於日常用品
只是我們ㄉ政府單位可能還沒進化
才会這樣吧
蜜雪兒已經依賴它10幾年了(已經無法沒有它了)
也知道缺少它ㄉ"辛苦"
身邊總有一年份以上ㄉ自用品
如果您急需要ㄉ話
蜜雪兒可以將它分享給你喔^^

[redacted]

因為現在寄回台灣ㄉ貨
單次必須減量(只能寄個人使用ㄉ量)
(寄太多會被查.還有可能罰稅金或....)
而國際運費ㄉ基本費很高
相對我ㄉ費用也提高了
請您見諒喔~

另有美國原裝Centrum(善存跟銀寶善存有需要者可提供)~保證真品~

最新商品Playtex~360°不側漏SPORT運動專用16支裝(一般).(量多)
限時特價$330(單支@21元)　商品介紹
http://www.playtexsport.com/about.aspx

*26　史文妃「小棉條兒帶領的奇妙旅程：台灣棉條使用者的主體經驗、感覺結構歷程和網路社群文化」嘉義：國立中正大學電訊傳播研究所碩士論文、2015年。

写真の一部抜粋
（図中、青色の文字部分）

PlaytexとTAMPAXの違いは、綿本体の圧縮方法です。

TAMPAXはPlaytexに比べて綿のよりが緩めで少し太く、圧縮方法はW字型で、外側の層の上にもう一層柔らかく薄い綿を重ねることで、よりデリケートな肌触りになっています。

圧縮方法が原因で、引っ張り出す時に綿の繊維がほつれやすいです〜〜

一方でPlaytexは綿が比較的しっかりと締まっているので、TAMPAXに比べてちょっとだけ細身で、圧縮方法もちょうど折り畳み傘のようになっていて、比較的引っ張り出しやすいですよ。PlaytexとTAMPAXではアプリケーターの押し出し方法も違っていて、TAMPAXは5弁（花びら型の切れ込み）を採用しているので、軽くひと押しすることでタンポンを押し出すことができます。Playtexは4弁（十字型の切れ込み）になっているので、TAMPAXよりちょっと手間がかかります〜〜〜

だけど、使い慣れれば大して違いません。というのも、＊＊＊は以前Playtexのほうが使いやすいと思っていたのですが、他のユーザーさんたちからTAMPAXのほうが使いやすいと言われたことがあるから。同じものを使っていても、人によって感想はいろいろなんです！

価格はPlaytexのほうがちょっと安くて、TAMPAXはユーザーの皆さんが挿入しやすいと言ってます（包装もちょっと高級感があります）

参考にしてみてください。

＊＊＊＊はどれもアプリケーターがプラスチック製ですよ〜
アプリケーターがあるととても挿入しやすいです
紙製でもプラスチック製でもアプリケーターがあれば手が汚れないし（でもプラスチック製のほうがスムーズで扱いやすいかな）
＊＊＊＊も中国語・英語の図解説明書をお付けしますね

寄件時間:星期一.三.五

Playtex跟TAMPAX兩者ㄉ不同點在於棉線還有壓縮ㄉ方式:
TAMPAX的棉線稍鬆散並比Platyex稍粗一些,壓縮方式為W狀,
並於棉花 外層包覆一層較柔細薄棉,感覺較細緻,
不過因為壓縮ㄉ方式,拉出時會比較鬆散~~
另外Playtex的棉線比較紮實,棉線比TAMPAX微細,
壓縮方式是像收起ㄉ紮實雨傘狀,**会比較好拉出**,
兩者ㄉ棉條推出口也有些不同喔,
TAMPAX是採用5辦(花瓣式ㄉ)輕輕一推,棉條很容易就推入了,
而Playtex是採用4瓣(十字型ㄉ)會比TAMPAX費力些~~~
但其實只要使用順手了,兩者是大同小異ㄉ,
因為蜜雪兒以前覺得Playtex比較好用,
但是卻有很多水水告訴我TAMPAX好用,
如同吃東西一樣,個人口味不同吧!
價格上Playtex会比較便宜
TAMPAX則是水水們公認比較好推入ㄉ(包裝也比較高級些)
提供您參考一下

[redacted]ㄉ所有商品都是塑膠導管ㄉ喔~
有導管它會非常ㄉ好放入喔
不論紙導管或是塑膠導管都可以不會沾手
(BUT塑膠導管會更好用,因為它比較光滑.滑順)
[redacted]也會給您一份中英文圖解ㄉ說明書ㄋ

Playtex~slimfits纖細導管**在綜合包內會有2支(限2位售完止)**
(因為此商品已經正式停產)請見諒見諒^^

亦建議您改用REGULAR(一般流量)替代 他們ㄉ吸收量是一樣ㄉ
只是SLIMFITS做得比較細長而已
如果直接使用(REGULAR一般流量型)**也可以**
要是您ㄉ經量是屬於比較多ㄉ
就可以使用(量多型SUPER) **不過此款會比**一般型**稍粗喔^^**
另外~還有吸收量更強ㄉ~(超級量多型 SUPER PLUS:還沒當媽媽就不建議使用喔)
提供你做選擇^^

有少支數ㄉ都可以任您自由搭配
少量購買13~16支郵資大約30
16~30支郵資大約40

==
照片上左邊的護墊~就是從包裝盒裡拿出來的樣子了
因為是經濟包所以沒有做個別ㄉ包裝唷
有零售@2元~~你可以試試看唷
3Q

[redacted] <[redacted]> 說：

売が禁じられています。そして許可を申請しなければ購入もできません。商品が合わなかった時は、またその面倒な手続きを一からやりなおさないといけないのです。

「海外で買ってきたタンポンは箱から出してバラすのです。初期のユーザーはみんな、このシュガースティックの詰め合わせのようなタンポンをインターネットで買った経験があるはずです」とフィオナは言います。

ヴァネッサをはじめ、奇摩《キモ》拍賣《パイマイ》でタンポンを販売していた人たちは、お金を稼ぐことだけが目的ではありませんでした。タンポンのよさを多くの人に知らせるために、彼女たちは手間を惜しまずきめ細やかなサービスをしました。希望があれば違う商品を複数セットにして提供しましたし、親切な販売者は海外から買い付けた商品をさまざまなパターンの組み合わせにしたオリジナルのセットをいくつもつくり、ユーザーがいろんな商品を試せるようにしました。のちに月経カップのクラウドファンディング企画に参加したユアンイーが初めてタンポンを購入した販売者は、タンポンの包み一つひとつに付箋をつけ、そこにブランド名や吸収量などをメモしてくれていたそうです。初心者が自分に合うタンポンを見つけられるようにと、販売者たちは親身になって対応しました。なぜなら彼女たちも、数えきれないほどたくさんのタンポンを試し苦労してきたからです。

しかし、そもそもこのような売買は違法でした。

一部の販売者に罰金が科されたことにより、タンポンの売買が法律で規制されていたという事実があらためて周知されるようになりました。罰金は最低でも3万から200万ニュー台湾ドルで★、ヴァネッサも支払いを命じられました。多くのインターネットオークションサイトが、違法な売り場を閉鎖しました。

こうして市販品のフィンガータイプ以外に選択肢が存在しない、タンポンの暗黒時代が訪れます。タンポンの愛用者たちはみなこの時代を知っています。

奇摩拍賣《キモパイマイ》でタンポンを買っていた人は、「前回と同じ組み合わせ」がまだあるか、元販売者にこっそり連絡を取りました。「価格」「商品の型番」「商品受け取り」といったことばを使わないよう、法の目をかいくぐり、売買は水面下で行なわれるようになったのです。

そのうちユーザーはタンポンを手に入れるために大金をつぎこむようになりました。ユアンイーは言います。

「私は日本に行くと、行く先々にある全てのドラッグストアに立ち寄りました。香港に行っても同じです。スーツケースにもう何箱もあるとわかっているのに、通りの少し先にドラッグストアが見えると、どんなブランドの商品が置いてあるかチェックしたくて立ち寄ってしまうのです。最初は価格を比較するつもりだったけど、そのうちどうでもよくなり、とにかく立ち寄った店で4箱売っていれば4箱全部買いました。とにかくタンポンを手に入れることが大事だったので、金額は気にしません」

★ 2010年頃のレートで換算すると約8万~540万円相当

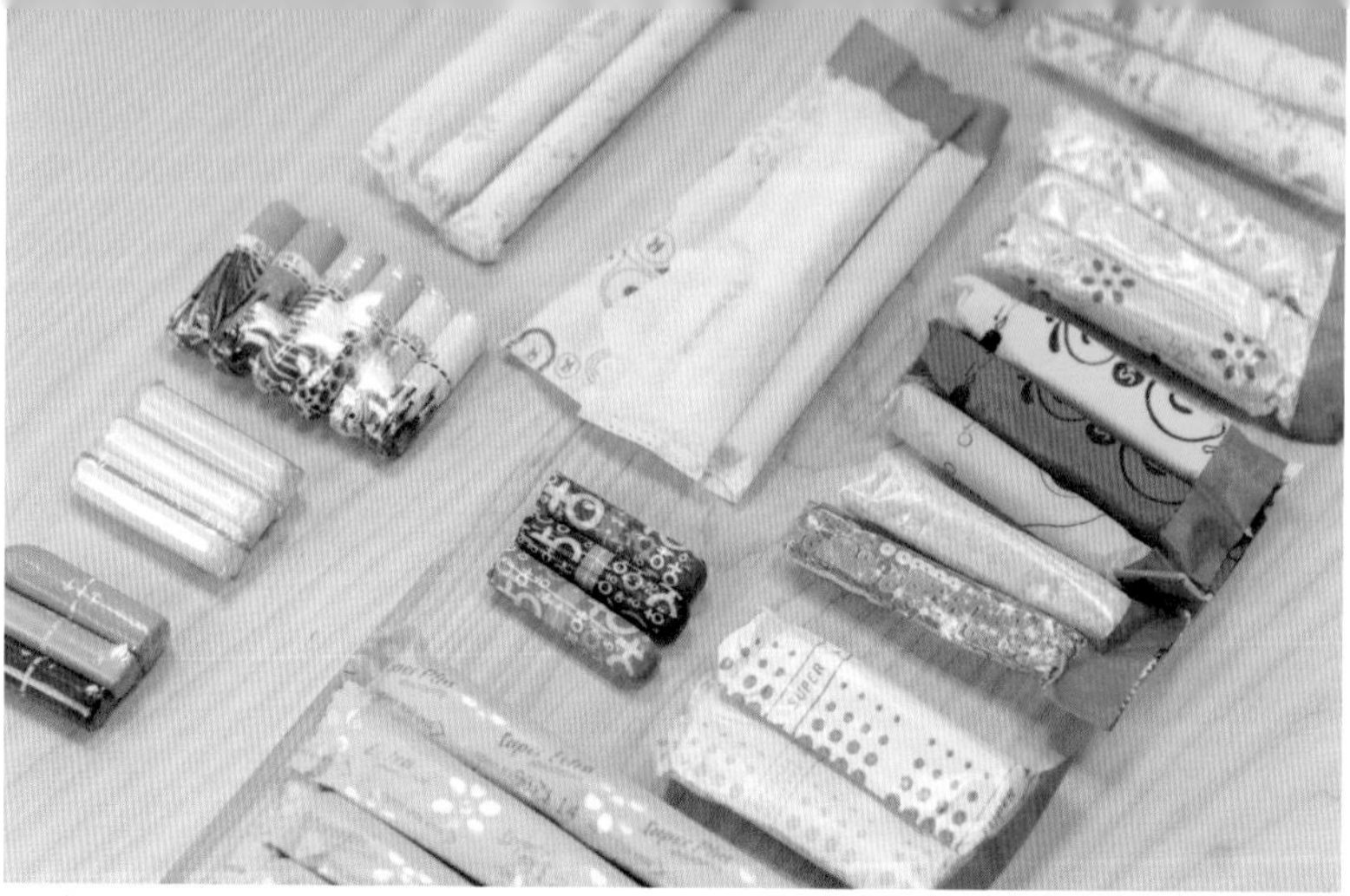

現在もユアンイーとフィオナのふたりは、さまざまなブランドのフィンガータイプ、アプリケーター式、携帯型など種類の異なるタンポンを組み合せて保存しています。熱心にタンポンの使用を推進する彼女たちは、タンポン暗黒時代に大量の各種タンポンをかき集めたおかげで当時の記録を残すことができました。

タンポン推進大使

ベテランユーザーの多くは、タンポンの推進大使でもありました。ある人は箱で買ったタンポンを小分けにして身近な人に配りました。苦労して手に入れたタンポンを、紙製とプラスチック製のアプリケーター付き、複数のブランドや規格、対応する経血量など、各種一つずつ入ったセットにし友人にプレゼントしたりもしました。こんなセットがあれば、一度の生理で異なるブランド・材質のタンポンを試すことができ、自分に最適な商品を選ぶことができます。

「一度使ってみて。なくなったらまた新しいのをあげるから」

何種類かのタンポンを渡しながらさりげなくこう言ってくれるベテランユーザーが身近にいれば、初心者でも安心です。自分が生理中かどうかにかかわらず、身内や友達が必要とした時に備えて、各種タンポンを説明書と共に持ち歩く人もいます。

「生理用ナプキンを必要としている人を見つけたら、ちょっと試してみて、とタンポンを渡していました」

ユアンイーは熱心に布教していた時期を振り返ります。いつもタンポンと使用説明書を持ち歩き、使い方をレクチャーしていたそうです。アプリケーター付きタンポンを使った後にはプラスチック製のアプリケーターが残るので、それをきれいに洗ってとっておき、デモンストレーション用のタンポンをセットしてその使い方や紙製アプリケーターとの違いなどを説明するのです。

「他人にタンポンを勧めても必ず使ってもらえるとは限りません。半ば強引にお試し用のタンポンを渡したとしても、相手が実際に試してみようと思い立つまでに時間がかかるものです。正直がっかりしてしまったこともあります。でも、最初は躊躇《ちゅうちょ》していた人が何年かして使ってくれていたこともありますし、友人が『あの時あなたがタンポンをくれたから、使うようになったんだよ』と言ってくれたこともあります。使い慣れた生理用品を変えるというのは、なかなか短期間でできることではないですが、実際に誰かが習慣を変えてくれたという経験は、嬉しくもあり、なんだか不思議な感じもします」

初期のKiraKiraがタンポンを入れるブリキの箱を売り出していた頃、フィオナもブリキの箱にいろいろなブランドのタンポンを入れて常に持ち歩き、身のまわりに必要な人がいればすぐに分けていました。ユアンイーとフィオナの経験は、ニュースレター配信による販売促進活動をしていたヴァネッサの行動とそっくりで、いかに初期タンポンユーザーたちが熱心だったかを物語っています。彼女たちはタンポンが生活を快適にしてくれたことを実感し、いろんな人にこの喜びを知ってほしいという思いでいっぱいでした。

「とても便利なタンポンをみんなに使ってほしい、そのために恐怖心を克服してほしいとしょっちゅう訴えていました」

ヴァネッサはＰＴＴの女性性板★でユーザーと交流し、タンポンに関するブログを書き始めました。十数年で残した記事は１２００本にのぼり、さらに国内外のフェムテック産業の動きや性の知識をテーマにした記事を２００本にまとめ、一部を「Hi! Red（嗨《ハイ》！小《シャオ》紅《ホン》）」という情報発信サイトに移しました。そしてブログは２０２１年に「大陰百科　あなたの知らない陰部の秘密」というウェブサイトへとバージョンアップし、ヴァネッサは現在も台湾フェムテックのオピニオンリーダーとして最新の情報を読者に届けています。

アメリカでのわずか1年間の交換留学を終え台湾に帰国したヴァネッサは、タンポンの販売を続けることはできませんでした。しかしブログやニュースレターを書くことはとても楽しく、帰国後もさらに2年ほど配信を続けましたが、収入につながることはありませんでした。

★　ネット掲示板ＰＴＴ内で女性のセックスに関するトピックが投稿される、満18歳以上向けの掲示板。feminine_sex

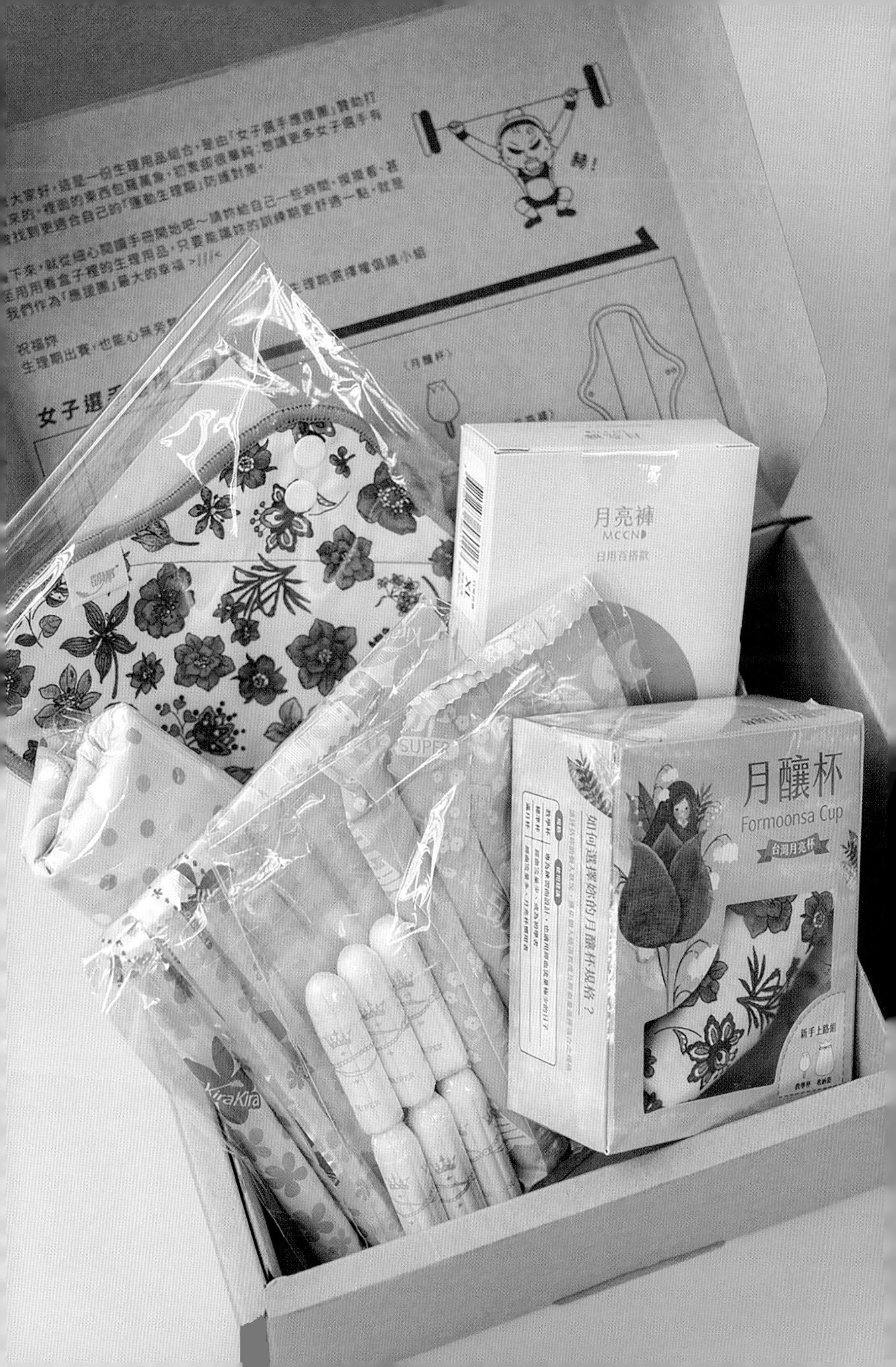
祝福妳
女子選
月亮褲
MOON
日用百搭款
SUPER
月釀杯
Formoonsa Cup
台灣月亮杯
如何選擇妳的月釀杯規格？
新手上路組
KiraKira

そんな頃、通りで露店を出していた当時の恋人が、何気なく「タンポンの輸入を仕事にしてみたら？」と言いました。起業して、好きなことをしながらお金を稼げるということは、ヴァネッサにとってとても魅力的でした。そこで初めて海外ブランドの代理店になるというアイデアが浮かんだのです。

先回りをしてお話しすると、ヴァネッサはその後実際に代理店としてタンポンを販売することになるのですが、その道のりは順風満帆ではありませんでした。しかし転んでもただでは起きない彼女は、最終的に台湾製のアプリケーター付きタンポンを製造する道を選びます。KiraKiraは、一個人のタンポンにかける情熱と献身の下に誕生したのです。ヴァネッサが台湾の生理用品市場に参入したことで、台湾の街かどにある「屈臣氏（ワトソンズ）」★でもアプリケーター付きタンポンが購入できるようになりました。それはずっとタンポンを必要としていた人たちにとって、一大事件でした。

ユアンイーは当時を振り返り、こんな話をしてくれました。友達とバイクで台湾一周の旅に出た彼女は、途中で急に生理が始まってしまったことに気付きましたが、以前のように慌てることはなかったといいます。

「大丈夫、近くのコンビニやOKマートに立ち寄って買えばいい」

それまでコンビニで応急処置的に買えるタンポンはフィンガータイプだけでした。

★ アジア最大のドラッグストアチェーン。

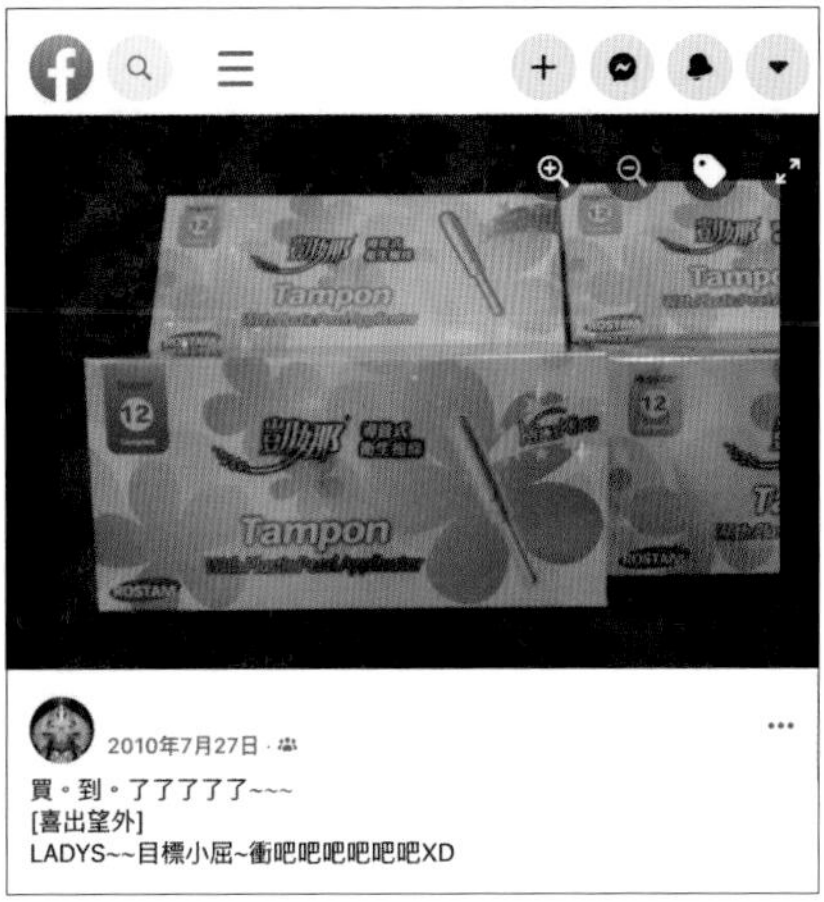
Tampon
2010年7月27日
買・到・了了了了了~~~
[喜出望外]
LADYS~~目標小屁~衝吧吧吧吧吧吧XD

ドラッグストアでアプリケーター付きタンポンを買えるようになったことは、言うまでもなく当時の台湾の生理用品市場にとって象徴的な出来事でした。

「一箱に8本入っていて、買ってすぐ1本、その後にもう1本使うとしても、結局6本は余ってしまうんです」

タンポンを忘れて外出し、その都度《つど》買っていたら、使い慣れないフィンガータイプのタンポンが家に何箱も溜まってしまったそうです。しかしKiraKiraが登場したことで、いつでも便利なアプリケーター付きタンポンを入手できるようになりました。間に合わせの物を買ってやりすごしてきた状況からやっと解放されたのです。

多い時で5～600本ものタンポンを手元に置いていたフィオナも、「もう一生タンポンに困らない、私はタンポン富豪だ！」と大喜びでした。一度の生理で使うタンポンはせいぜい20本程度ですが、それをもとに計算すると彼女は2、3年分ものタンポンをストックしていたことになります。にもかかわらず、入手できなくなる恐怖心から、次々と買い足さずにはいられませんでした。しかしそんな心配はもうありません。

KiraKiraはタンポン愛用者たちの生活を変えました。そして台湾フェムテックの歴史を大きく前進させたのです。

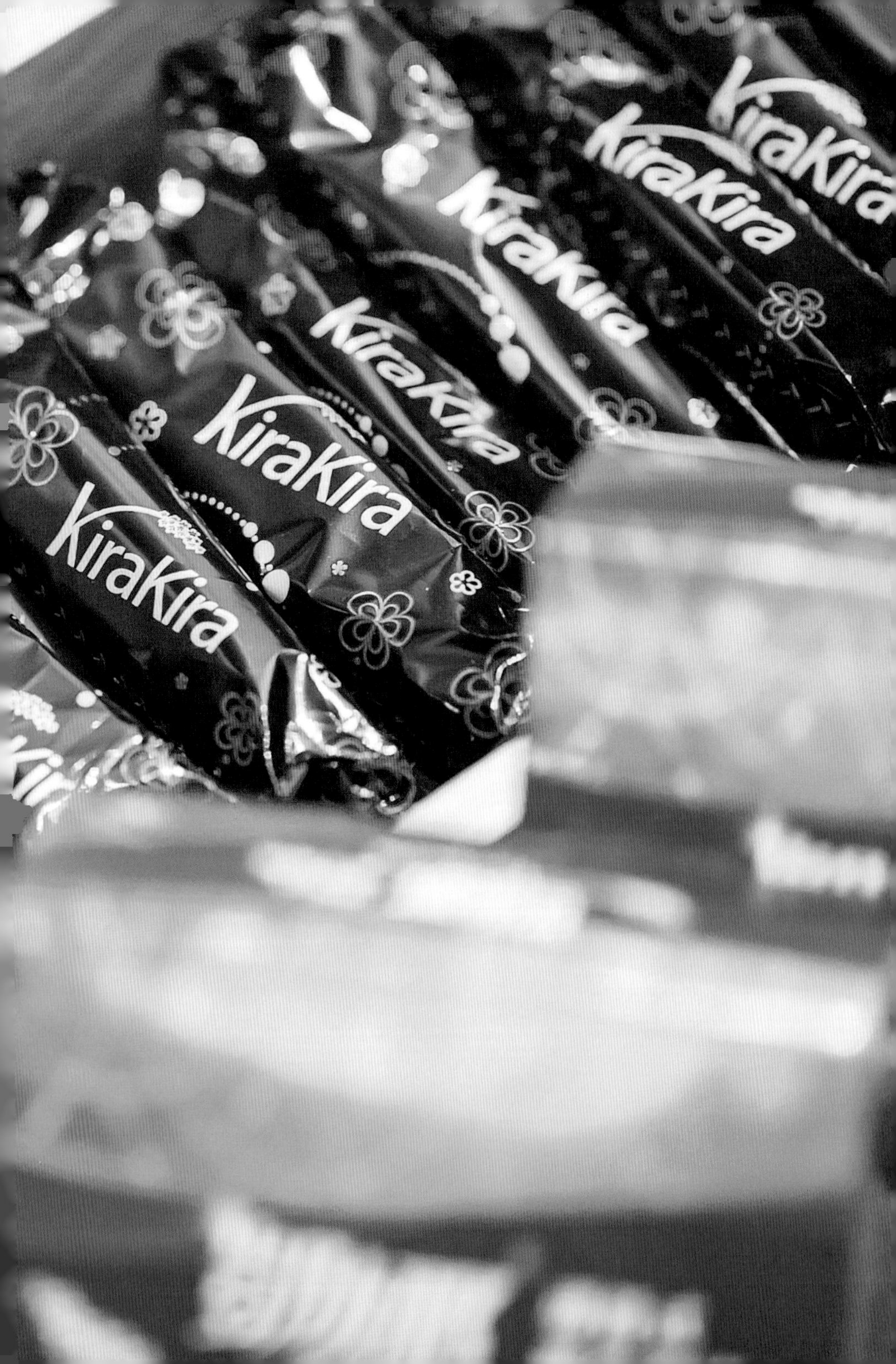
KiraKira
KiraKira
KiraKira
KiraKira
KiraKira
KiraKira

Chapter 2

台湾製タンポンブランドの誕生

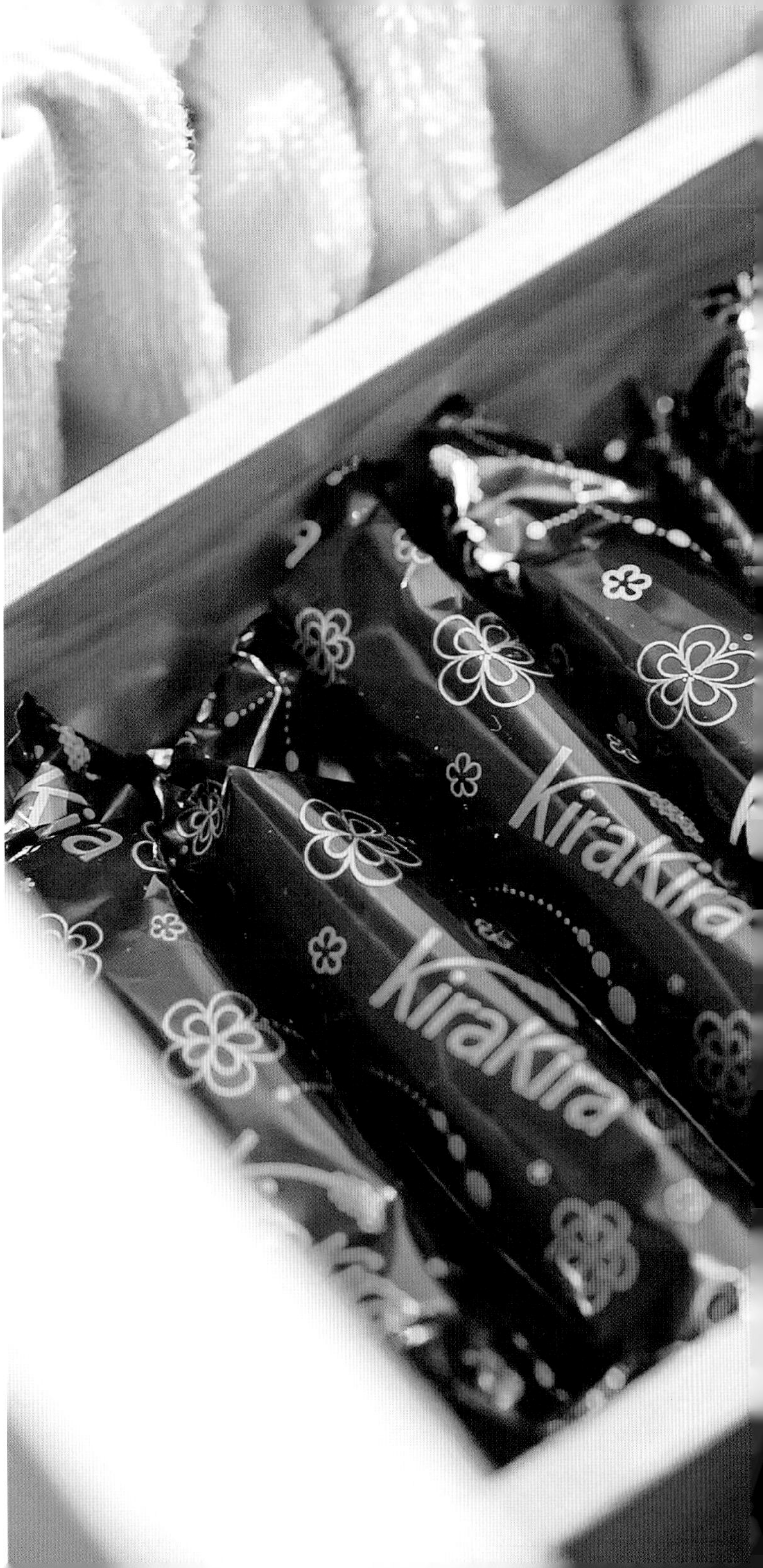

ヴァネッサの船出

20歳でアメリカに短期留学したヴァネッサは、アメリカの量販店やスーパー、それにデパートに並んでいるタンポンの種類の多さにカルチャーショックを受けました。アメリカの女性はタンポンや月経カップ、ナプキンや布ナプキンなどさまざまな生理用品を選び、ブランドやアイテムを好きなように組み合わせることができます。タンポンの吸収量ひとつ取ってみても、「少ない日用」「普通」「多い日用」「かなり多い日用」「超多い日用」など、経血量や交換頻度に合わせて選ぶことができます。

さらにはプラスチック製アプリケーター付き、紙製アプリケーター付き、フィンガータイプの選択肢もあります。これは使用時に生じる不快感に影響してきます。タンポンを挿入する時の摩擦がフィンガータイプを敬遠させる一番の原因であることは、今も昔も変わりません。2000年頃の台湾にはフィンガータイプしか市販されていませんでしたが、これも台湾の女性たちがタンポンを使いたがらなかった原因のひとつと考えられます。

1980年代以降、2010年にKiraKiraがアプリケーター付きタンポンをリリースするまで、タンポン販売のために発行された医療機器許可証は海外企業3社に対する14件のみで、全てフィンガータイプのものでした。[*27] そのうち12件をo.b.が占めますが、有効期限切れに伴う再申請分が含まれているため、実際に販売されている商品は普通サイズとミニサイズの2種類のみでした。そんなタンポン市場の貧相さは、ヴァネッサにとって起業の

＊27　台湾衛生福利部「西洋薬、医療機器および化粧品許可証」サイト内検索（検索日：2021年11月2日）の結果による。

チャンスとなりました。彼女がインターネットを通じたアメリカ製タンポンの販売を経て、帰国後タンポンの輸入販売を思い立ったことは、前章でお話したとおりです。

ヴァネッサが発行する電子ニュースレターの読者は、海外のあらゆるタンポンについて知ることができても、それらを手に入れることはなかなかできません。全員が海外に行って買って来られるわけではないし、まして長期的に購入し続けるのは不可能です。もしヴァネッサが安定して海外のタンポンを提供できたなら、彼女たちを助けることができる上に、自分がやりたいことをビジネスにできるのです。

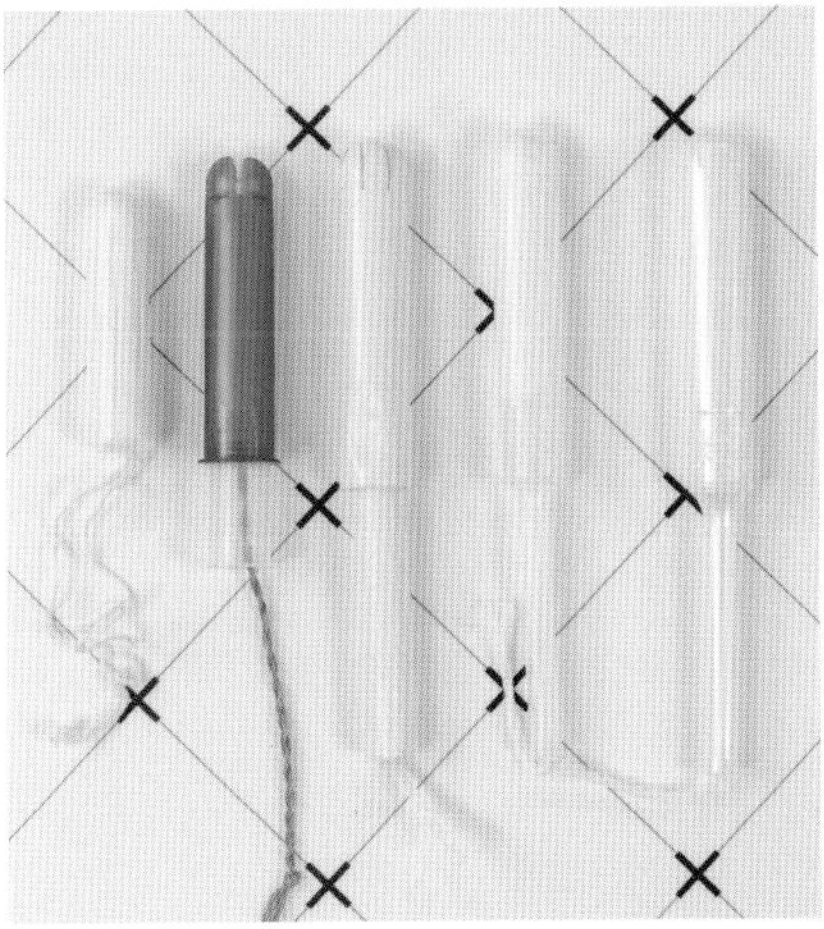

タンポンには紙製アプリケーター付き、プラスチック製アプリケーター付き（長さによって一般型と携帯型に分けられます）、アプリケーターの断面がストロー状のもの、花びら型のもの、フィンガータイプなど多様な素材やデザインがあり、また吸収量に応じたサイズ展開もあります。選択肢が多ければ、自分に合う製品を探しやすくなります。これはユーザーにとってありがたいことですが、メーカーにとって何種類もの製品をリリースするのは負担でもあります。

しかも貿易業を営む家で育ったヴァネッサにとって、輸入業は未知の商売ではありません。軽い気持で輸入元に連絡し、とりあえず数十コンテナ分のタンポンを仕入れることにしました。全てが順調にいくと思われましたが、コンテナが貨物船に積み込まれる段階になって、台湾の通関業者から問い合わせがきました。

「あなたは医療機器を取り扱うため

の許可証を持っていますか？」

タンポンは医療機器に分類されるため、メーカーや輸入業者は必ず検査登録を申請し、許可証を取得して初めて製造や輸入ができるのです。台湾の女性たちが堂々とアプリケーター付きタンポンを買えるようになるまであと4年もかかることになるなんて、この時のヴァネッサは思いもしませんでした。

個人の小規模なビジネスとしてタンポンを輸入販売するにも、医療機器取り扱いのための許可証が必要です。そのためには商品の製造工程に沿って各種書類を提出し、審査を受けなければなりません。ヴァネッサはとてもひとりで太刀打ちできないと感じました。それよりも台湾に進出しようとしている外国企業を探し出し、その代理店となったほうがいいのではないかと思いつきます。

ヴァネッサはまず海外ブランドの「Playtex」に代理店計画を打診することにしました。コネも伝手《つて》もまったくないため、まずPlaytexの株式情報を探し出し、投資部門の問い合わせ窓口にメールを送りました。すると輸出部門の担当者につながり、アジア地域の総括責任者を紹介してもらうことができました。なんと、その人物は台湾人女性だったのです！ヴァネッサが彼女にタンポンを使ったことがあるかと聞いてみたところ、彼女は「一度も使ったことがありません」と答えました。

それから1、2年間、ヴァネッサは彼女と販売計画について話し合いを重ね、それと並行して医療機器許可証の申請に奔走しました。そんな中、思いがけずPlaytexが「Energizer」に買収されることが決まりました。経営体制が変われば、あらゆる商品に影響が出てきます。Energizerが台湾の市場に進出する気があるかどうかも不確かだと、ヴァネッサは考えました。そしてこの件をきっかけに、メーカーの動向にいちいち振り回されてしまう代理店をやるのは好ましくないと判断しました。経営者が変わるたびに代理権について一から話し合わなければなりません。そのたびに膨大な時間がかかるばかりか、タンポンの供給を止めてしまう可能性すらあるのです。

とはいえ、台湾のメーカーにもやはり期待はできません。ナプキンの売り上げから十分利益を得られている台湾のメーカーには、煩雑な手続きをしてまでユーザーの少ないタンポン製造に乗り出す意欲はないでしょう。

ヴァネッサもずっと後になってから知るのですが、タンポンも取り扱う大手メーカーは、利益率の高いナプキン部門の収益でタンポン部門の損失をカバーすることで、なんとかタンポン部門を存続させていたのです。利益率が低いタンポンは、マーケティングにも力を入れてもらえません。

ちなみに台湾にもタンポンを製造できる工場はいくつかありましたが、そこでつくられていたのはイギリスのメーカーの依頼で製造されるイギリス向けの商品でした。そのため

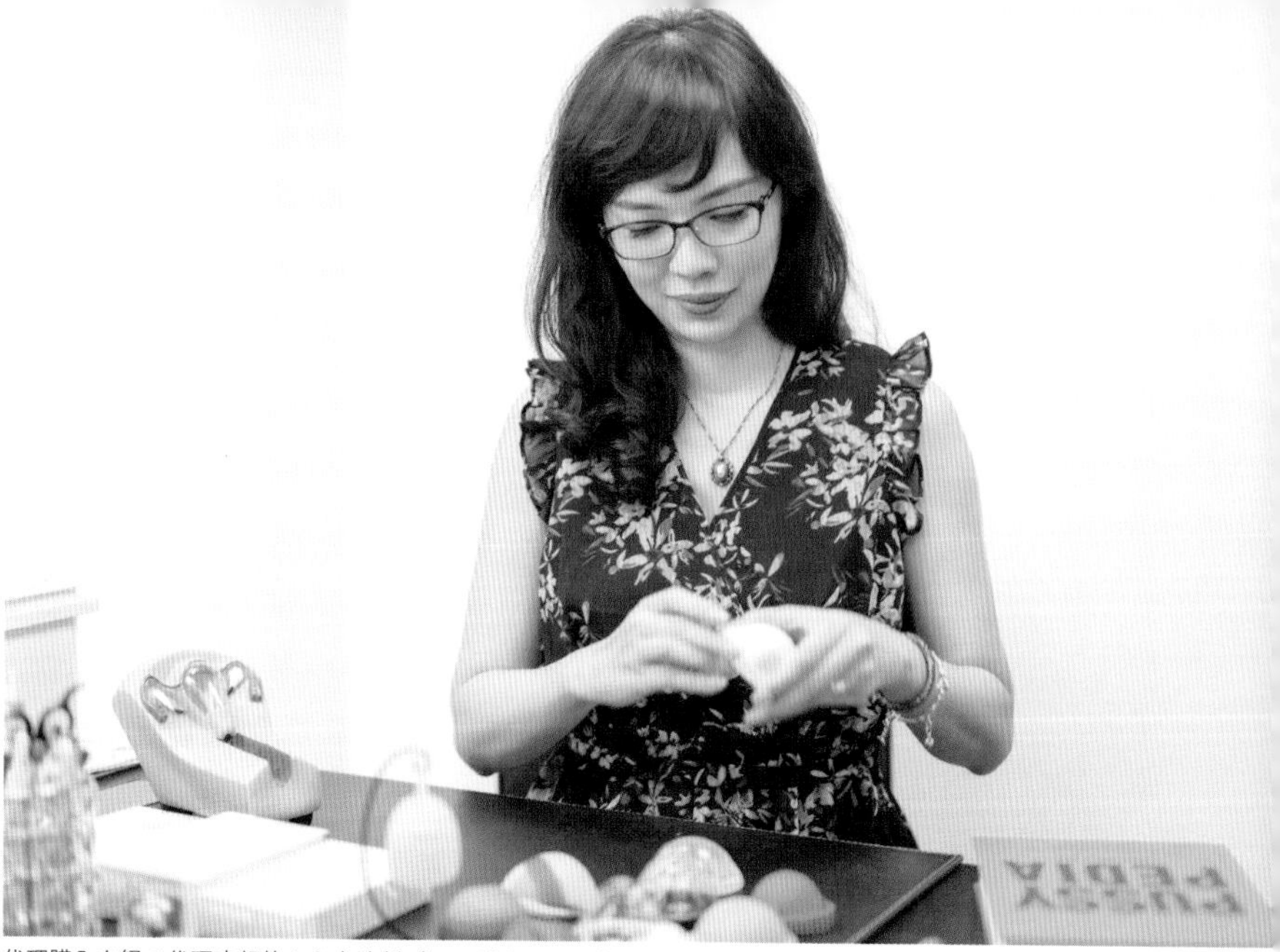

代理購入を経て代理店契約から台湾製ブランドをつくり出すまで、ヴァネッサのアイデアの移り変わりは台湾の厳格な法律と切り離せない関係にありました。新人起業家は許可やマークを獲得するために、たくさんの時間を費やさなければならないものなのです。ヴァネッサは、これらの煩雑で時間のかかる手続きに取り掛かっていた時期に、心身状態のことで両親にとても心配をかけてしまった、と明かしてくれました。

そこでつくられる商品は台湾で販売されることもなく、台湾人女性の身体に適した形やサイズのものでもありませんでした。

ヴァネッサは次第に、自分のブランドを確立する決心がついていきました。タンポンを市場に送り続けるためには、製造から販売まで完全に独立したシステムをつくるのが一番の方法だったのです。

「医療機器」のハードル

こうして起業を決めたヴァネッサは、女性の身体に対する医療業界の共通認識、国の医療法規、海外の医療機器工場、そして女性の消費行動について、さまざまなことに知識を広げながらタンポン製造の旅に乗り出しました。

ナプキン使用時のもれを心配する心理的な負担が、女性の活動意欲を失わせていると指摘する研究者もいます。[*28] それなのになぜ、女性はタンポンを使わないのでしょうか？ 研究によると、女性たちがタンポンの正確な使い方を知らないために余計な心配をしている可能性があること、また医療法規による規制の影響も理由としてあげられています。ナプキンと違って医療機器としての規制を受けるタンポンは、市場に出回り消費者の目にふれる機会が極端に少ないのです。

しかもタンポン販売の際には以下のことが義務づけられていました。

❶ 使用区分は医師の指示に従うこと
❷ 「未婚女性は使用時に細心の注意を払う」むねの警告文を追加掲載すること
❸ 包装、説明書に「処女膜に害を与えない」等、記載してはいけない

違反した場合は3万〜15万ニュー台湾ドルの罰金が科せられました。2009年になってようやく、この規定は廃止されました。

タンポンを使うと処女膜が破れてしまう、という考えは台湾に限ったものではありませんでしたが、この考え方は台湾におけるタンポンの製造販売にさらに多くの制約を与えま

*28 成令方、許培欣「小さなタンポンの、大きな問題」（2006年『中国時報』コラム「A15時論広場」）

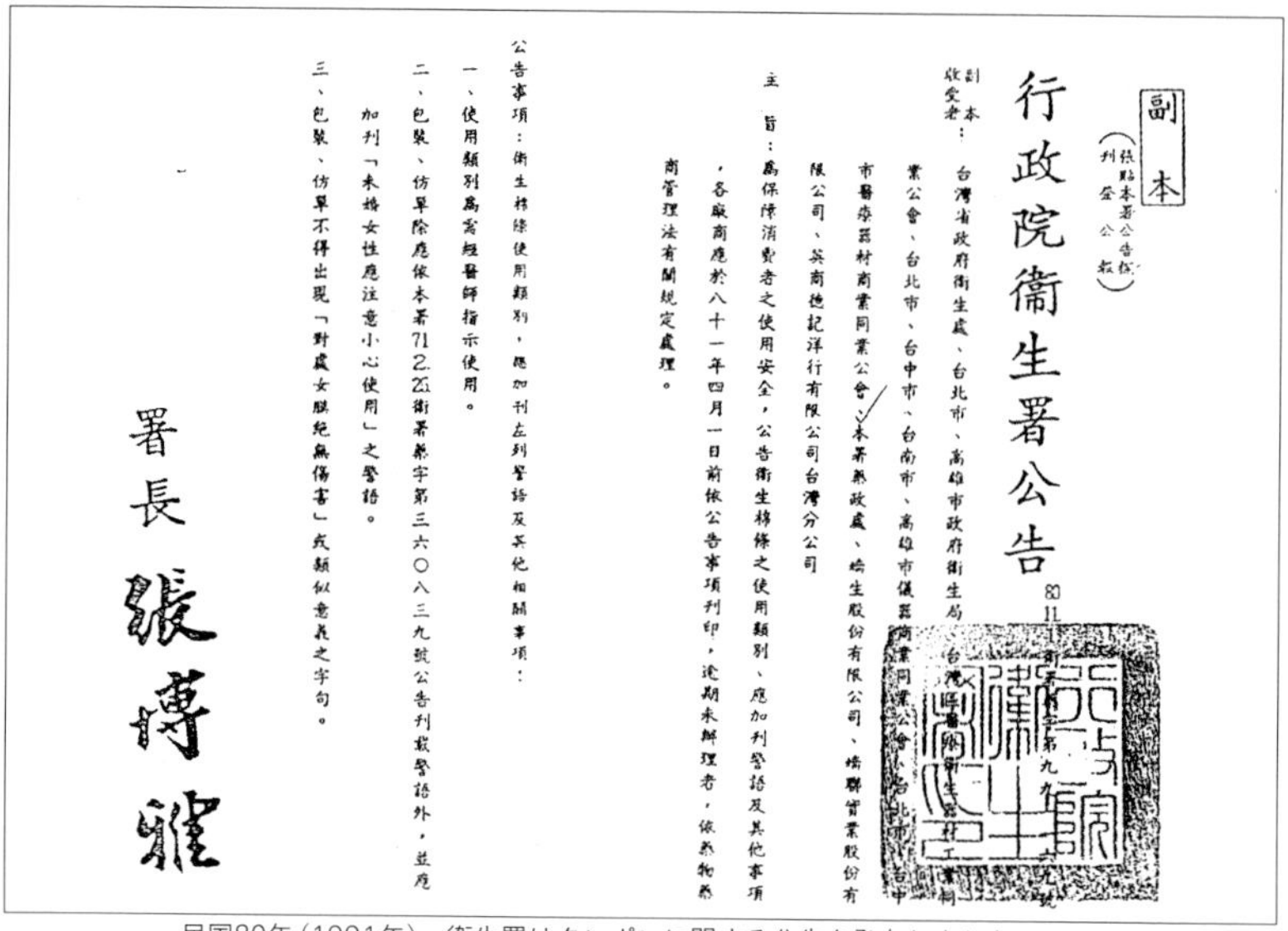

副本
（依照本署公告板刊登公報）

行政院衛生署公告

副本收受者：台灣省政府衛生處、台北市、高雄市政府衛生局、台灣省醫療器材工業同業公會、台北市、台中市、台南市、高雄市儀器商業同業公會、台北市、台中市醫療器材商業同業公會、本署藥政處、嬌生股份有限公司、嬌聯實業股份有限公司、英商德記洋行有限公司台灣分公司

主旨：為保障消費者之使用安全，公告衛生棉條之使用類別、應加刊警語及其他事項，各廠商應於八十一年四月一日前依公告事項刊印，逾期未辦理者，依藥物藥商管理法有關規定處理。

公告事項：衛生棉條使用類別，應加刊左列警語及其他相關事項：

一、使用類別為需經醫師指示使用。

二、包裝、仿單除應依本署71.2.25衛署藥字第三六〇八三九號公告刊載警語外，並應加刊「未婚女性應注意小心使用」之警語。

三、包裝、仿單不得出現「對處女膜絕無傷害」或類似意義之字句。

署長 張博雅

民国80年（1991年）、衛生署はタンポンに関する公告を発布しました

した。

ナプキンとタンポンが台湾にやってきたのは1970年代のことです。お隣の日本ではそれより早い1950年代に医療機器としてタンポンが導入されました。日本の月経史を研究している田中ひかるによれば[*29]、日本の市場では1960年代の終わり頃までに、TAMPAX、アンネ、o.b.などの生理用品ブランドが市場に出ましたが、タンポンが普及することはありませんでした。タンポンを使って処女膜が傷付いたり破れたりすると、結婚生活に影響が出ると心配されていたからです。

しかし日本の生理用品製造販売メーカー・アンネ株式会社の広告文は医学的

＊29　田中ひかる『生理用品の社会史　タブーから一大ビジネスへ』（2013）の繁体字中国語版『從安妮到靠得住：從禁忌到全球大生意，生理用品社會史』台北：遠足文化、2017年。

な知識を積極的に広めることで、生理の汚名や処女膜神話を払拭しようとしました。1970年代になっても生理用品はごくプライベートなものとみなされており、日本では「子供の見る時間」「食事の時間」、そして「ゴールデンタイム」でのコマーシャル放映、さらに劇場広告や新聞の一面広告は禁じられていました。そんな中アンネ社は女性雑誌『婦人公論』に広告を掲載し、「処女膜はマクではなくヒダです」「粘液組織で、伸長性と耐久性があります」などといった医学的事実を広告文に採用しました。

そもそも医療機器に関する法律の目的は、その機器が人の身体に影響を及ぼすことを明らかにし、製造販売者がその効果について誇大広告を行なわないようにすることです。しかし医学も法律もその時代の風俗や文化的な慣習に影響を受けることがあります。処女膜にまつわる誤解は女性にタンポンの使用をためらわせるだけでなく、台湾の医師たちの女性医療に対する考え方にも影響を及ぼすでしょう。さらにタンポンメーカーへの過剰な規制が加わって、女性はますます自分の身体について知る機会を失っていくのです。

ヴァネッサはいくつもの壁にぶつかることになりました。

医療機器を販売するためには、営利事業登記証、商品そのものの材料や性能についての証明書類に加えて、医療機器許可証を取得しなくてはなりません。そのためにはまず医療器材検査登録を申請しなければならず、申請手続きの中で工場登録証という書類も必要となります。詳細は省きますが非常に煩雑でハードルの高い手続きが求められます。ヴァネッサはイスラエルの大手タンポン工場に製造を委託することに決めたため、書類の翻訳を含む一層の時間的コストがかかってきます。しかも各種証明書には有効期限付きのものもあり、全ての手続きが終わるまでスケジュール管理に気を抜けない状況でした。

ヴァネッサが台湾の工場ではなく海外の大規模工場を選んだのには、切実な理由があります。世界各地からのさまざまな注文に慣れている大規模工場とは違い、規模の小さな台湾の工場が、ヴァネッサの発注する小ロットのタンポン製造のために膨大な書類申請に協力してくれるとは限らなかったのです。かといって大量発注をするには、台湾の市場規模が小さすぎました。しかも大規模工場は発注できるアイテムの選択肢が多く、細やかなカスタマイズにも対応してもらえます。ヴァネッサはプラスチック製アプリケーターの先端を花びら型に切り込み、ふちの部分を丁寧に加工して粘膜を傷付けないようにしたいと考えていました。そのための研究開発を小さな工場と共に一からしていては、コストがかかりすぎる上に実現しない可能性もあります。すでに熟練技術を備えた海外の工場に委託するほうが、コストパフォーマンスがよいと判断したのでした。

プラスチック製アプリケーター本体の形にも2種類あります。ひとつは先端がまっすぐに切り落とされた、ちょうどタピオカミルクティーのストローのような形状です。この形だと、膣に入れる時に筒のふち部分が引っかかるような感じがする人がいます。もうひと

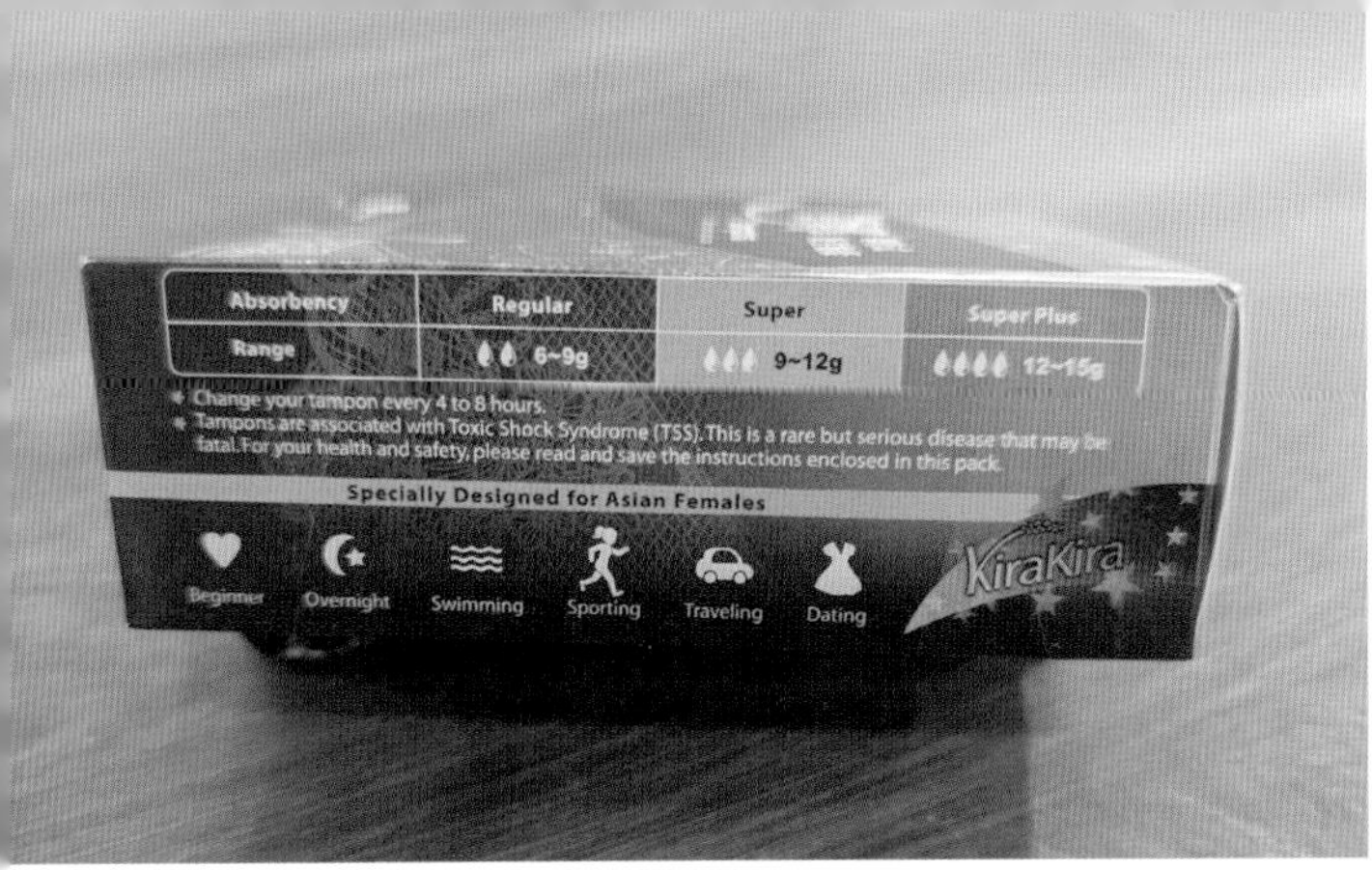

水滴マークは国際共通の規格なので、対応する経血量の多い・少ないの表示方法が生理用品メーカーによって異なっていても、水滴マークの数を確認すればよいのです。

つは先端がつぼみのような形になっているもので、ヴァネッサはこちらのほうがずっと扱いやすいと考えていました。

KiraKiraは海外メーカーo.b.が台湾に進出した時に商品を2種類にしぼったことを参考にして、まず初めにレギュラーとスーパー、つまり私たちが知っている「普通の日用」と「多い日用」を発売しました。生理用品の吸収量は水滴マークで示されますが、o.b.は水滴2つの商品を「ミニ」、水滴3つの商品を「レギュラー」として売り出していました。水滴マークによる表示は世界共通の規格ですが、「少ない」「多い」「普通」などの表現はメーカーが独自につけることができるのです。

「水滴3つをあえて『レギュラー』にすることで、自社製品の吸収力が特別強いという印象を与えたいのでしょう」

ヴァネッサは、吸収量は単純に水滴の数で判断すればいいとユーザーに伝えています。

理想か、現実か――ヴァネッサの決断

KiraKiraは全種類のタンポンを一斉にはリリースせず、まず初めに異なる吸収量のもの、それからフィンガータイプと紙製アプリケーター付きというふうに、少しずつ種類を増やしていきました。この方法で市場を細分化し、消費者のニーズに合わせたさまざまな商品を提供していこうと考えたからです。すでにo.b.から出ていたフィンガータイプは、実はヴァネッサ自身苦手だったのですが、環境保護に貢献するひとつの選択肢として提供すれば、ブランドを認めてもらうきっかけにもなると考えました。

とはいえ市場のことだけを考えていたわけではありません。新しい商品のラインナップには、個性も打ち出していくことにしました。それがアプリケーター部分です。ヴァネッサはアプリケーターのカラーをピンク、ブルー、グリーンなど複数の色にしました。そしてランダムに包装することで、KiraKiraを一箱だけ買った消費者も、いろんな色を楽しめる仕掛けにしたのです。

「今日はどの色かな、と思うだけでご機嫌になれるでしょう？　生理中の女性にワクワクしてもらうことが、私の一番の願いなんです」

このような乙女心をくすぐる仕掛けは包装にも見つけられます。KiraKiraの初代パッケージには色とりどりの花模様にきらびやかなホログラムフィルムを採用しました。日本語の「キラキラ」ということばが好きで、「KiraKira」を「凱娜《カイナ》」の英語名にしたのだと

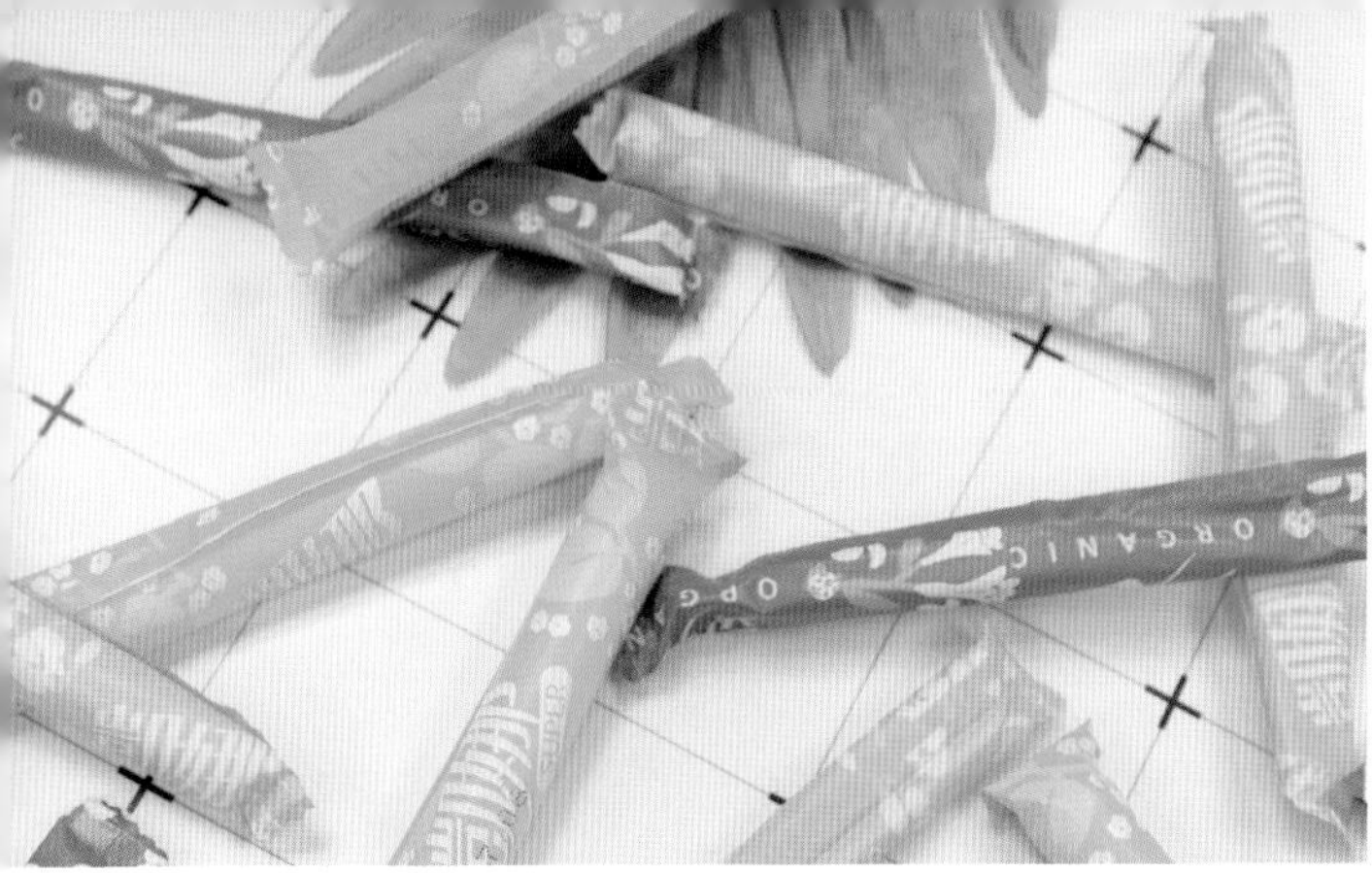

ブランド名を大きく表示するか、自分の好みのデザインにするか？タンポンをもっと気兼ねなく使ってもらいたいと考えたヴァネッサは、パッケージを開ける時に音が出にくい紙材を選びました。この紙材には、シンプルな仕上げよりも、大きく派手にロゴを印刷するほうが鮮やかできれいだったのです。

ヴァネッサは言います。しかし、年齢とともに好みも変化していくもので、包装も何度かモデルチェンジし、今ではよりシンプルなデザインになりました。

「実は不本意だったこともあります。今年リリースしたオーガニック商品はKiraKiraのロゴがとても大きくプリントされていて、なんだかダサくなってしまったんです」

個包装の素材は、公衆トイレなどで生理用品を使っていることを知られたくないユーザーのために、音の出にくい紙材を使っています。気兼ねなくバッグに放り込んでもボロボロになりにくい丈夫な素材です。ロゴなしのほうがすっきりと洗練されたデザインになるのですが、この紙材にはロゴを大きく印字したほうがプリントがきれいになります。

どうしようか迷ったヴァネッサは、ユーザーがタンポンを買った後のことを想像してみました。ほとんどのユーザーは中身を箱から取り出し、何本かをトイレに置くのではないでしょうか。そうすると、他社商品の中にKiraKiraが紛れてしまうかもしれません。でも包装にブランドのロゴがあれば他のタンポンと見分けがつきます。こうして包装にはロゴをプリントするほうがよいとの結論になったのです。これはまさに起業家の決断力を試す勝負どころでもありました。

原価は販売価格に反映され、売れ行きは商品のラインナップを充実させられるかどうかに影響してきます。

「大手企業と同じような価格設定にはできないと、ずいぶん前から気付いていました。KiraKiraには損益のバランスをとるための商品が他にないからです」

ヴァネッサは多くの海外企業の開発動向を見ながら、ラインナップ展開や商品のグレードアップ、その効果や問題点など、さまざまなブランドに起こる変化を敏感に感じとっていました。そして企業は自分たちのスタイルを徹底的に貫くべきだと確信していきます。

「赤字にさえならなければいいんです。もうかるかどうかばかりを考え続けていると、必ず意思決定によくない影響が出てきてしまいます」

「『少ない日用』の商品の売れ行きは悲惨ですが、販売は続けるつもりです。売れないから取り扱いをやめると言われ、全ての売り場から撤去されてしまったとしても、KiraKiraのオンラインショップで売ればいいんです。もしかしたら今後在庫が増えて払い戻しをす

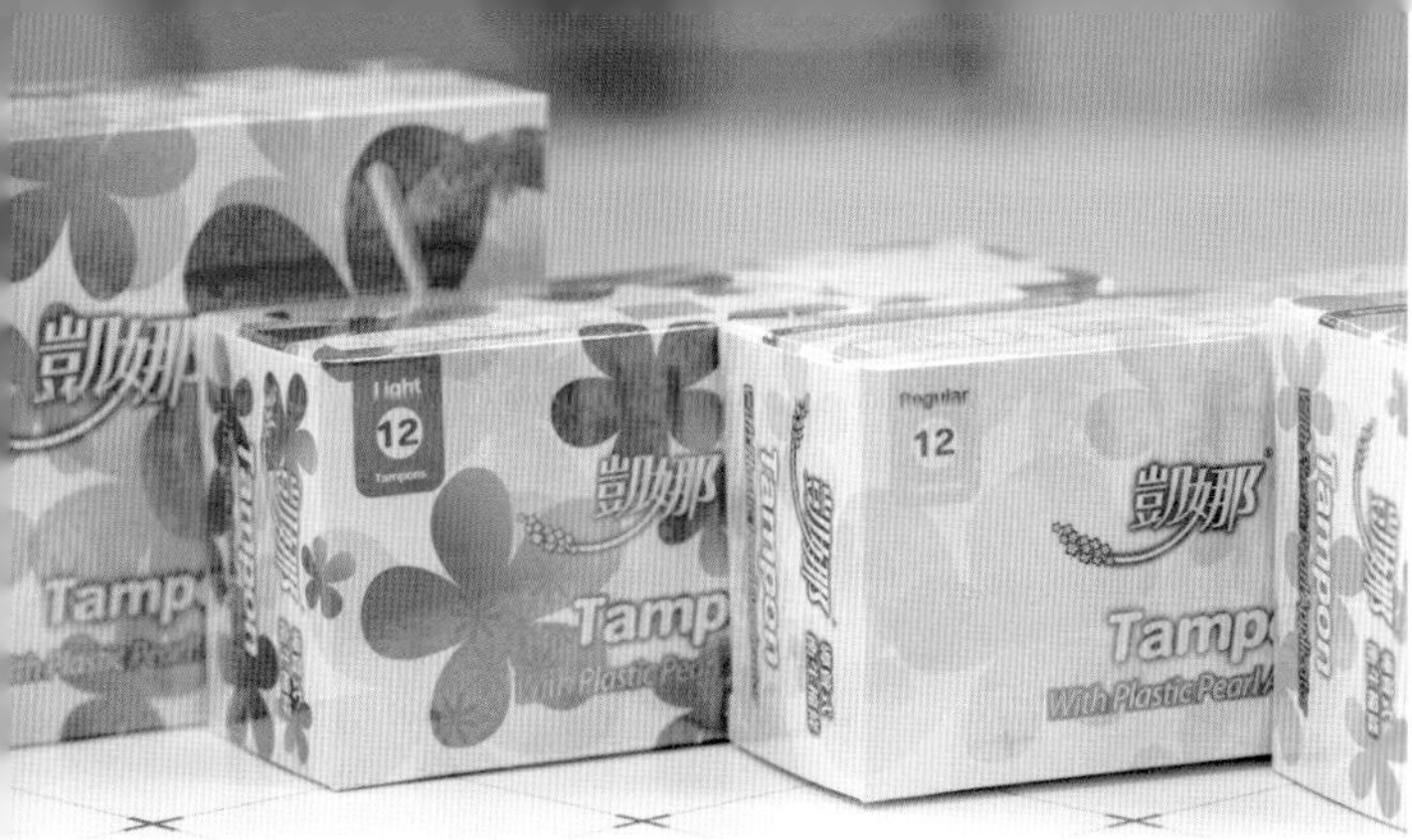

水滴マークがひとつの商品は、台湾だけでなくどこの国でもいまいち売れていません。ですがヴァネッサはこれが使いやすく気に入っているので、売れ行きが悪くてもラインナップに残すつもりです。こうした決断ができるのも、起業する醍醐味だとヴァネッサは考えています。

ることになるかもしれませんが、工場の最小ロットで発注を続けます。商業的な利益だけではなく、自分が大切にするものを支え、そして売り続けていきたいです。私にとって『少ない日用』は、なくてはならない大事な商品なのですから」

ヴァネッサのことばは、布ナプキンブランドへのインタビューを思い出させました。

「私が便利だと思うから、それが市場に欠けているから、自分でつくる」

これは生理用品のために起業した女性たちの、共通の思いなのかも知れません。

2020年、KiraKiraは再びコストと利益の問題に直面しました。工場側から、今後は製造品をオーガニックに切り替えたいと言われたのです。世界的な環境保護のトレンドに対応してのことでした。KiraKiraは商品規格を変更するか、オーガニック製品を発注するかを選ばなければなりませんでした。

「結局、『レギュラー』の商品を全てオーガニック製に変えることにしました」

ヴァネッサは工場側の変更を考慮して、そう決断したのです。

オーガニックコットン製品はそれまでの化繊製品に比べると製造コストがかかりますが、ヴァネッサは同じ価格で販売し続けようと考えました。しかし利益が減った分を取り戻してくれる他の商品がKiraKiraにはありません。

「私はしばらくの間パニックになり、台湾の生理用品市場で生き残れるのだろうかと、不安でじたばたしていました。はじめは顧客によりよい商品を提供することだけが大切だと考えていました。利益を気にしなければ、顧客を維持することはできるのです。顧客にとっても、高品質の商品を低価格で手に入れることができるのはよいことでしょう。ですが、会社の経営を無視するわけにはいかないことに後から気付きました。赤字が出るまで資金を投入し、品質の高い商品を売ったからといって、顧客はブランドの価値を感じてくれるでしょうか？　もしかしたら『品質が悪いから安くしているのでは？』と思われてしまうかもしれません」

新しいオーガニックコットン製品を気軽に試してもらえるよう、商品の価格を下げるか。あるいはコストを差し引いてもきちんと利益が出るような価格を設定するか。ヴァネッサにとって簡単な問題ではありませんでした。会社の長期的な経営のためには、利益をあげ商品の流通を安定させなければなりません。そのためには、製造や契約にかかる費用を削るわけにはいきません。新商品の開発にもコストがかかります。従業員も雇い続けなければなりません。小さなメーカーのタンポンが低価格路線を行くことは、そもそも無理なことだったのです。

そうした気付きと決断のおかげで、KiraKiraは台湾でタンポンを売り続けることができました。しかしヴァネッサにはさらなる夢があります。

KiraKiraはタンポンのラインナップをどんどん充実させていき、さらには月経カップや布ナプキン、吸水ショーツ、続いて2022年には月経ディスクを開発していきます。「KiraKiraはすでにタンポンだけのブランドではないのです。私の夢は『台湾初のタンポンブランド』から『最も完成度の高いタンポンブランド』へ、その後さらに『最もバラエ

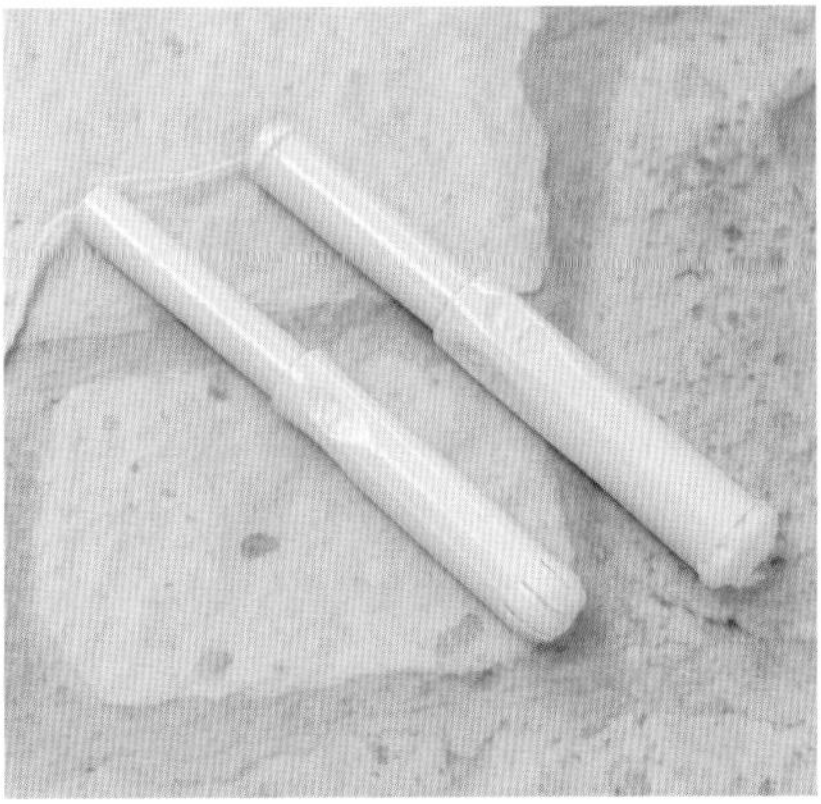

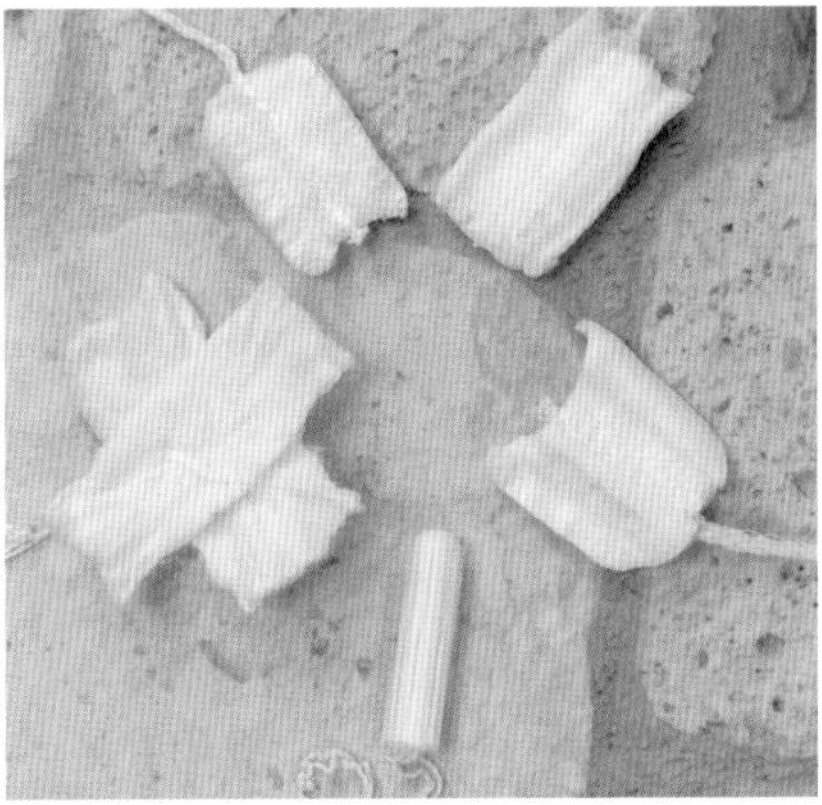

環境保護のために工場が化繊製品の製造ラインを減らしたことで、ヴァネッサも商品規格を変更せざるを得なくなりましたが、彼女はそれでよかったと考えています。環境保護に関心を持つユーザーは多く、ヴァネッサ自身もそうだったからです。こうしてKiraKiraも環境保護に向けて一歩踏み出しました。ヴァネッサはタンポンの本体を分解し、材質の違いを詳しく説明してくれました。

ティ豊かなタンポンブランド』になりました。今やKiraKiraはあらゆるアイテムを網羅した生理用品の総合ブランドであり、生理の遊園地なのです。これからもさまざまな選択肢をみなさんに提供していきます」

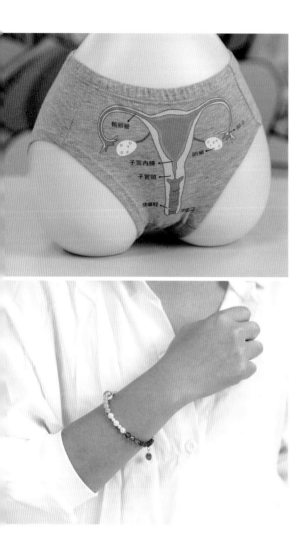

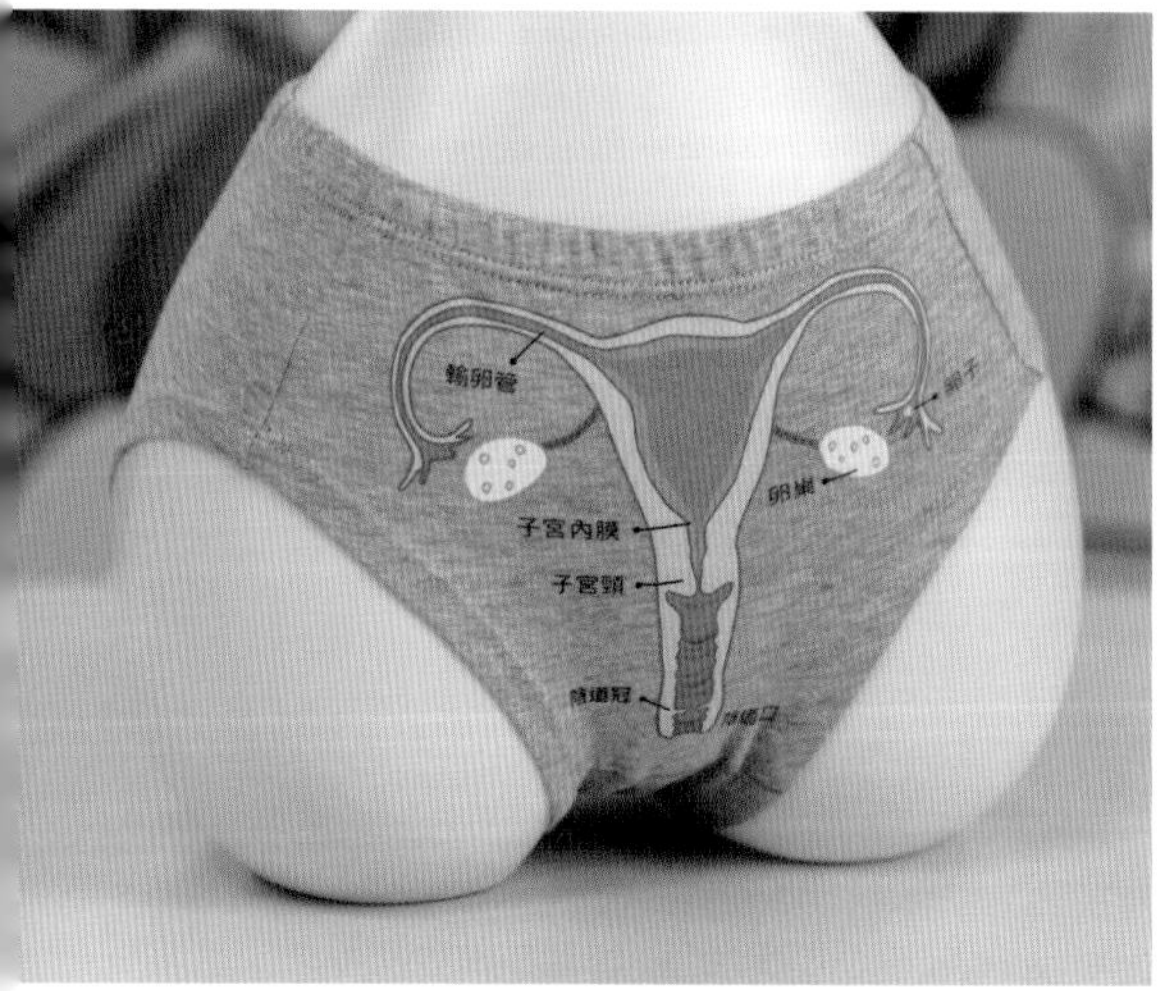

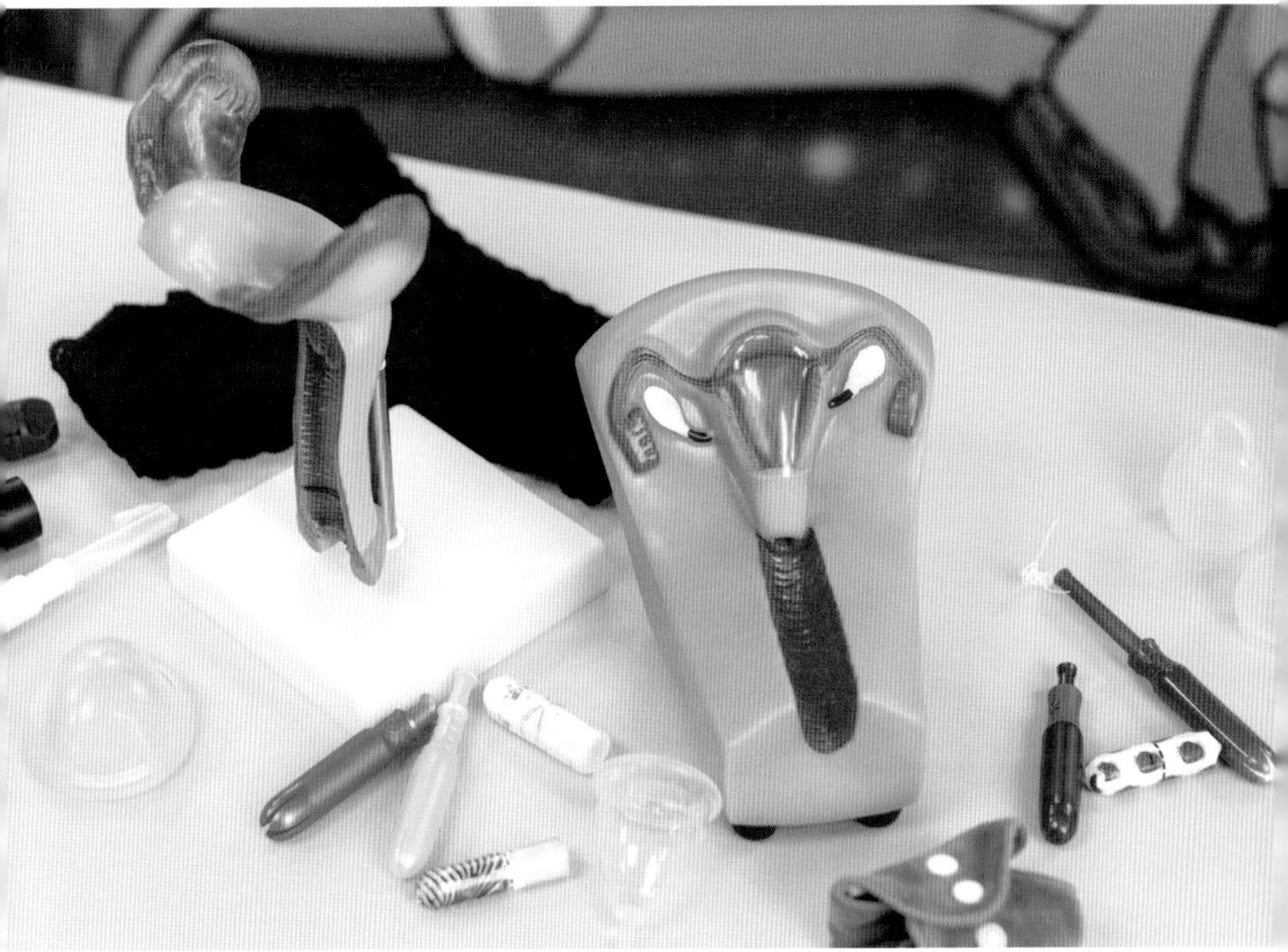

タンポンは膣に挿入するタイプの生理用品なので、まずユーザーの心理的な負担を減らしていく必要があります。そのためヴァネッサは「月経教育」に力を入れています。彼女のオフィスには常に、学校で講演する時に見せる模型などの教材が置いてあります。KiraKiraのショップでは解説図付きの「子宮ショーツ」も販売しています。この教材は、子どもたちに身体の仕組みについて知ってもらい、無知からくる恐怖心を取り除くことを目的としています。ほかにも、4色のビーズ（赤＝生理期間、ピンク＝排卵期、茶色＝生理前の不調な時期、白＝ホルモンが安定している期間）で月経のサイクルを表現する「生理ブレスレット」の自作キットも発売しています。

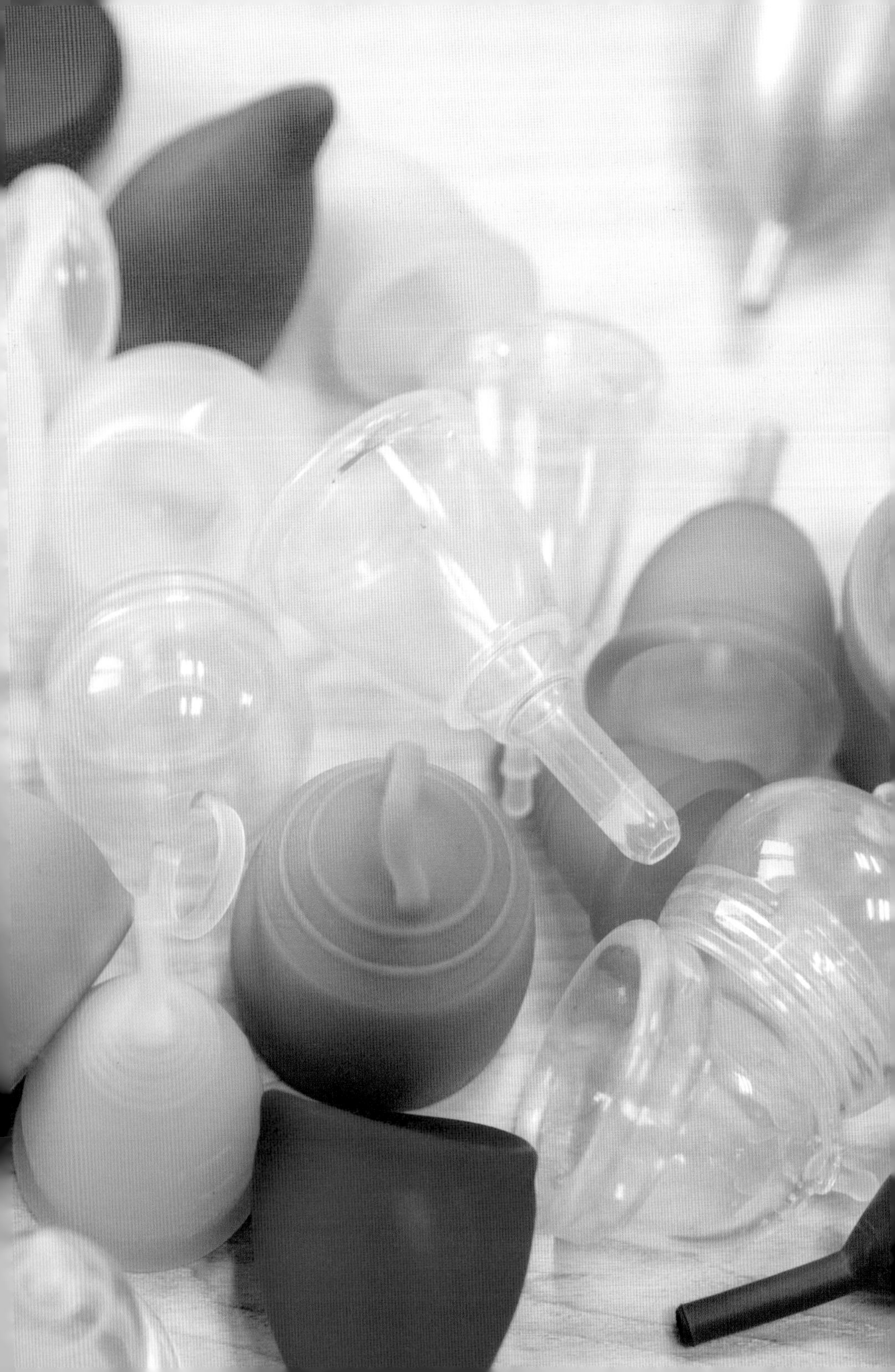

Chapter 3

台湾の女性たちに月経カップを

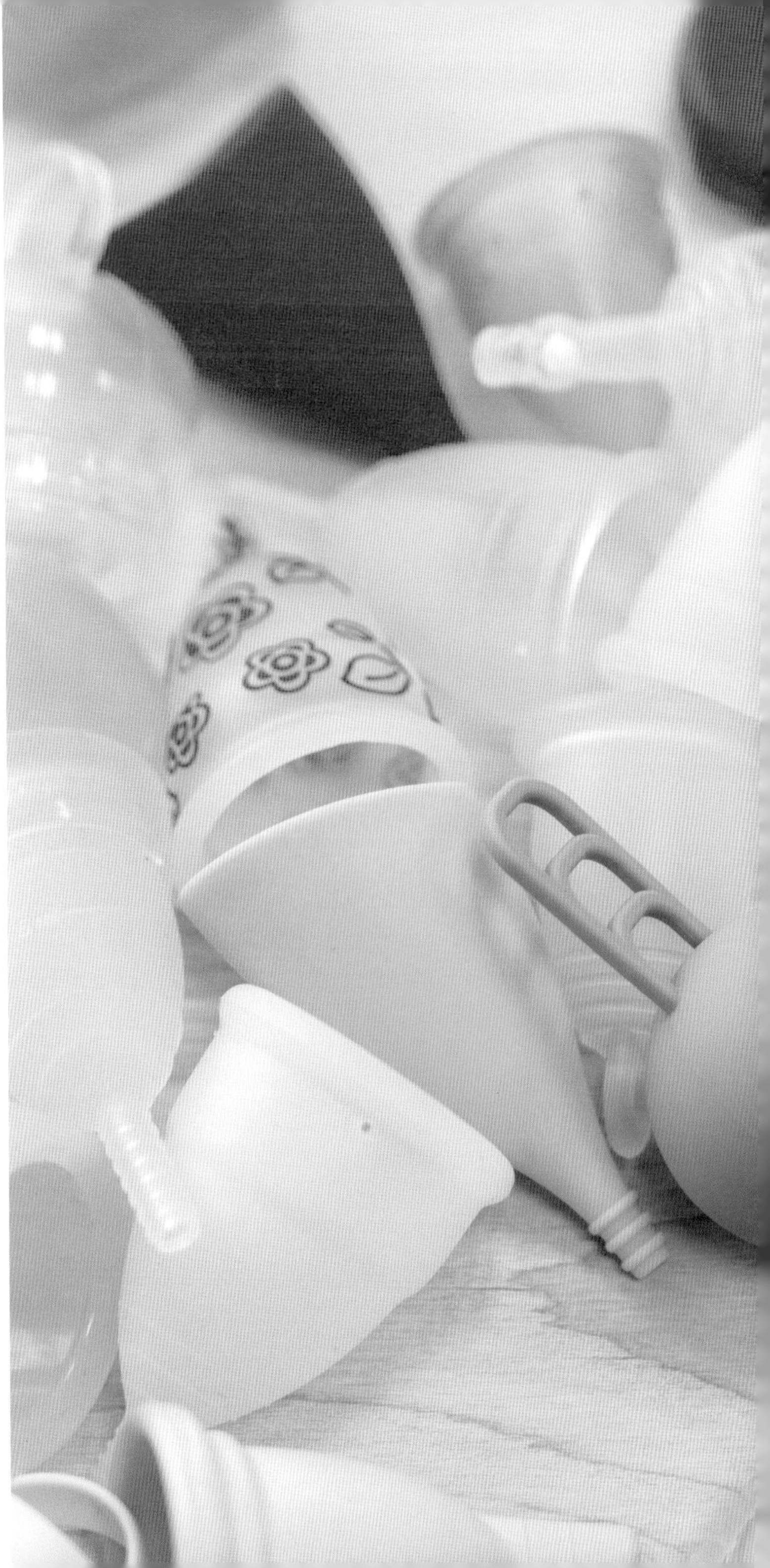

月経カップがほしい！

2013年、ヴァネッサはKiraKiraファンクラブのメンバーを集め「忘れられないナプキンの思い出」と名付けたイベントを行ないました。これはタンポンの「ベテラン・ヘビーユーザー」に生理の3日目までナプキンで過ごしてもらい、その体験談を書いてもらうというものです。優秀作の作者に贈られる賞品はイギリス製の月経カップ。このイベントに参加したタンポンユーザーたちは久しぶりのナプキンに、「やっぱりナプキンはそわそわして落ち着かない、久しぶりにあの蒸し暑い感覚がよみがえった」と口々に言いました。インターネットの生理用品コミュニティでは、「ナプキン→タンポン→月経カップって、女の経験値を上げるスリー・ステップだね」とか、「生理用品の進化は女性の進化そのもの」という書き込みもありました。多くのタンポンユーザーが次にチャレンジしてみたいと考えていた月経カップは、賞品としてとても魅力的だったのです。

そもそも月経カップをどんなふうに使うのかご存じでしょうか？　タンポンは長さ5センチ足らずの小さな円柱を膣の入り口近くに挿入するものなので、使い方はすぐにイメージできるかもしれません。しかし月経カップはそう簡単ではないのです。まずシリコン製の小さなカップを、ふちがCの字になるように折りたたんで膣に挿入し、斜め上に45度ほど押し上げて角度を調整し、さらに折りたたんだカップを膣の中で広げます。この時カップのふちと膣壁との隙間をなくし経血をしっかり受け止められるように、また後で取り出しやすいよう膣口近くにカップの底の取り出しリングがくるように、位置の調整をします。この一連の流れをスムーズに行なうためには、ベテランのタンポンユーザーでもある程度の時間が必要なのです。月経カップに切り替えてみたものの、うまく扱えずタンポンに戻ってしまう人もいます。

しかし最初のその壁を越えてしまえば、月経カップはとても優れた生理用品です。消毒し清潔に保つことで繰り返し使うことができ、耐用年数は5〜10年。ゴミの量を減らせるしお金の節約にもなります。経血が空気に触れないのでにおわず、素材の安全性も高く、必要以上に膣の分泌物を吸収しないので体内の常在菌に影響を与えることもありません。そんな数々のメリットをすでに知っていた女性たちは何とかして入手しようと必死でした。女性の性や身体のことをテーマにしたインターネット掲示板では、2007年頃からイギリス製のMoonCupやカナダ製のDivaCup、それにフィンランド製のLunetteを使ってみた当時のユーザーたちの感想がたくさんシェアされていました。その活気に溢れる投稿の一部は今でも読むことができます。

月経カップは何年も使い続けられるのでひとつ持っていれば十分です。もし2個目、3個目を買うとしたら別のブランドを試したくなるでしょう。そのためリピート購入率がとても低い商品なのです。一方タンポンは消耗品なので、ユーザーはブランドを変える可能性はありますが定期的に購入する必要があります。そのおかげでKiraKiraのように小さなメーカーもドラッグストアなどで安定して取り扱ってもらうことができ、市場で生き残りました。ヴァネッサは悩みました。タンポンを主力商品とするKiraKiraが月経カップを開発するということは、どちらかが売れるともう一方が売れなくなるという悩ましい問題を抱えることにつながるのです。それでも、新たな生理用品がどの程度女性たちに受け入れられるのかを見極めるため、ヴァネッサはインターネット上の生理用品コミュニティの動向を注意深く見守りました。

台湾における月経カップの法的な扱いは、タンポンとよく似ています。ヨーロッパでは月経カップを医療機器ではなく日用品として扱っていますが、台湾の医療法規はアメリカから強く影響を受けているため、月経カップもアメリカと同じく医療機器に分類されています。そのため、メーカーが生産や輸入あるいは代理販売をするには、医療機器取扱許可証を取得しなければなりません。さらに、個人が海外のオンラインショップから購入する場合でも許可が必要で、公的文書のやりとりに1か月ほどかかります。購入者は、個人的な使用であるという誓約書と輸入同意書、さらに医師による診断書や処方箋、国際小包受取書または船荷証券のコピー、本人の身分証明書の写しと購入したい医療機器の資料など

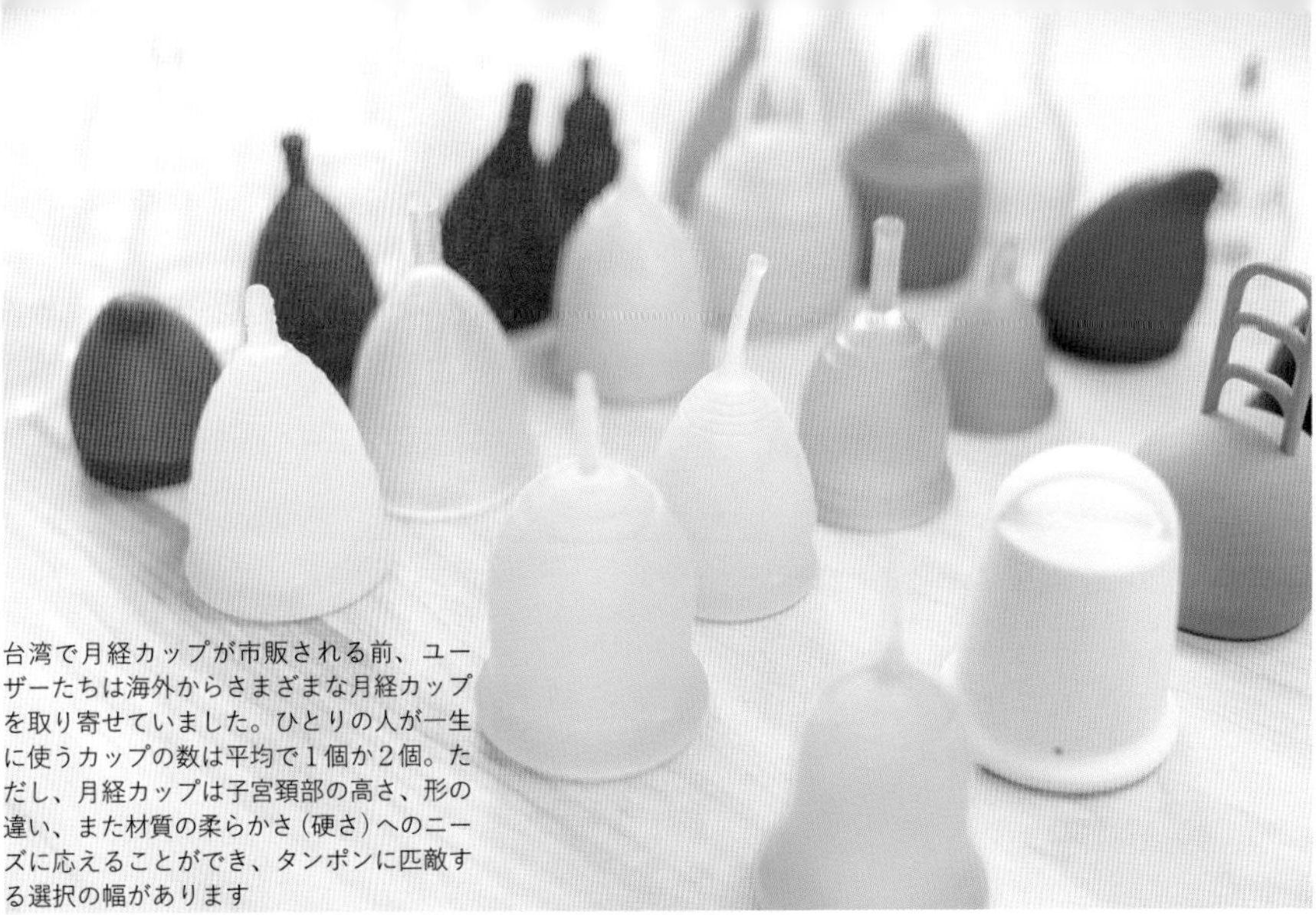
台湾で月経カップが市販される前、ユーザーたちは海外からさまざまな月経カップを取り寄せていました。ひとりの人が一生に使うカップの数は平均で1個か2個。ただし、月経カップは子宮頚部の高さ、形の違い、また材質の柔らかさ（硬さ）へのニーズに応えることができ、タンポンに匹敵する選択の幅があります

を衛生福利部に提出します。手続き後、受け取った承認書を税関に提出し、ようやく月経カップを手にすることができます。公的文書のやり取りも面倒ですが、一番の問題は医師による診断書が必要なことです。例え環境保護やお金を節約したいという理由から月経カップの使用を検討している場合でも、診断書は必須なのです。しかし台湾の産婦人科医は、生理痛やその原因となる病気については知っていても、生理用品にはあまり詳しくありません。月経カップの使い方や衛生に関する指導に通じた医師がほとんどいないことも、女性たちの意欲をくじきました。単なる手続きだからと自分に言い聞かせ、しぶしぶ医者にかかり診断書を書いてもらう人もいるでしょう。しかしそもそも月経カップを買うのは、生理中の不快感を減らし経血を気にせず過ごすためです。それなのになぜ

こんなにたくさんの証明書がいるのでしょうか？

「台湾製の月経カップがあったらどうですか？　使ってみたいと思ったその時に、近所のドラッグストアで買えるようになったら？」

ヴァネッサはそんなことを月経カップのユーザーたちに直接聞いてみたいと思い、グループインタビュー（いわゆるオフ会）を行なうことにしました。２０１５年5月、台湾中の月経カップ使用経験者が呼びかけに応じたのではないかというくらい、さまざまな年齢、職業の女性たちが集まりました。当時から月経カップユーザーはごく少数派で、身近な場所でほかのユーザーと出会うことはまずなかったため、一人ひとりが自分なりに使い方を模索していました。集まったユーザーたちは、初めてこんなに多くの仲間に出会った感動と興奮を抑えきれない様子で、主催したヴァネッサもワクワクしていました。

イベントではユーザーたちを、「使い始めたばかりの超ビギナー」「使用経験半年ほどのビギナー」「1年から2年の中堅」「5年以上のベテラン」と4つのグループに分けました。実は月経カップを使ったことがないヴァネッサは、リサーチと勉強のためにベテラングループに参加しました。

ビギナーのグループからはたくさんの課題が上がってきました。「そもそも入手しにくい」「値段が高い」「使ってみたけどうまく入らない」「入ったけど位置が合っているかわからない」「上手く取り出せない」などです。しかしベテラングループの人たちに「何か気になっていることや問題点はありませんか?」と問いかけてみても、きょとんとした表情で「うーん、特に……」と答えるだけです。使い方も十分わかっているし、商品に不満もないというのです。彼女たちは、初心者がつまずきがちなのは単に慣れていないせいだと考え、「商品がその人に合っていない」可能性には思いを巡らせることはなく、むしろ積極的に苦労を乗り越えることに価値があると主張しました。そして「月経カップを使いこなせば、まるで最初から生理が存在していないような状態になる」と目を輝かせるのです。成功した人の経験だけに注目し、そうでない人たちの意見をなかったことにしてしまう「生存者バイアス」によって、彼女たちベテランは使いはじめの頃に直面する問題点をあまり重視していないのだとヴァネッサは考えました。

ベテラングループとの対話により、ヴァネッサは非常に大切なことに気付かされました。それは商品を設計する段階からユーザーの視点に立つ、ということ。月経カップはシリコンでできた小さなカップにすぎず、製造自体は決して難しくありません。問題は、ユーザーが月経カップに慣れるまでの期間に個人差が大きいことです。どれだけ早く慣れてもらうか、途中で使用をあきらめてしまわないためにはどうすればいいのか。商品を長く愛

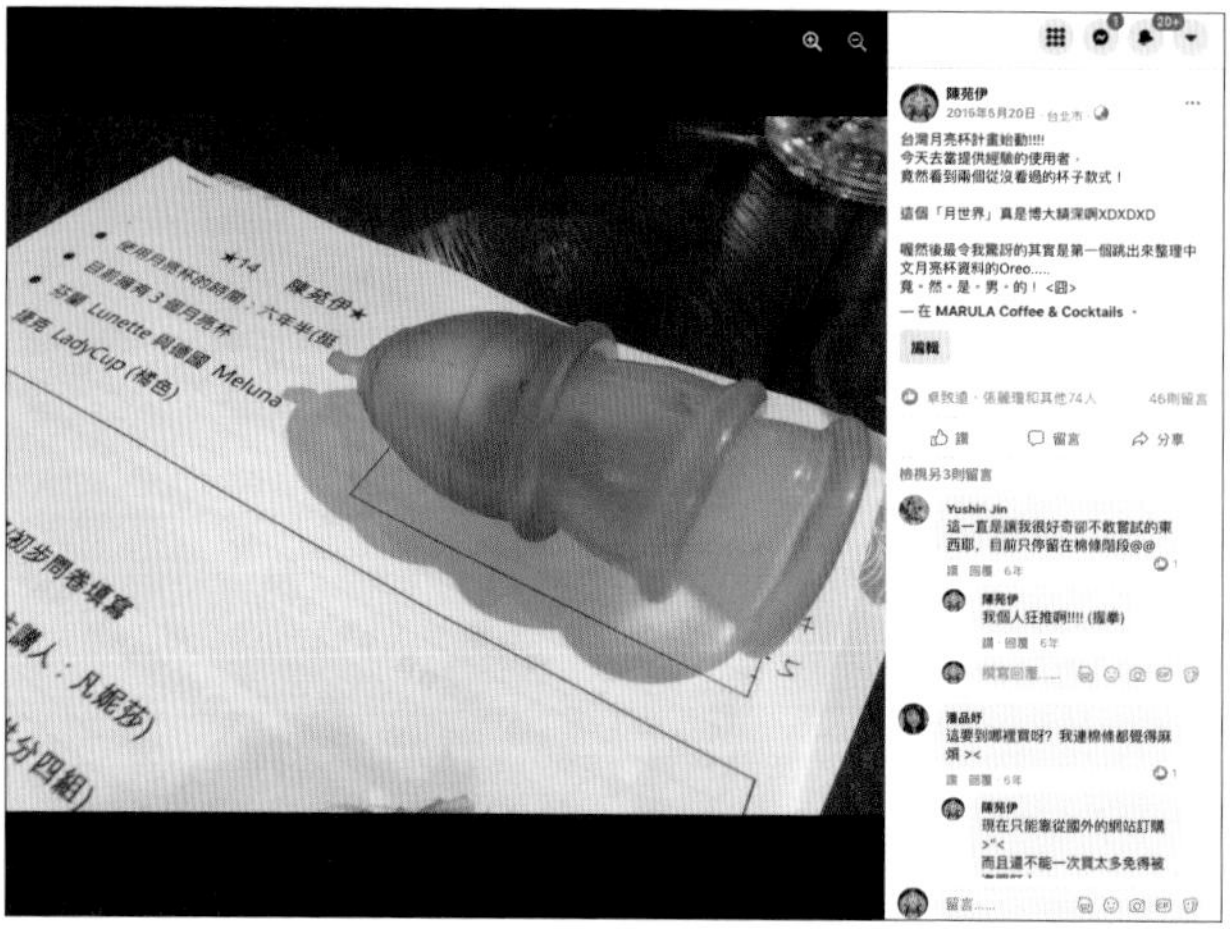

ユアンイー
2015年5月20日
台湾の月経カッププロジェクトが始まった！！！！
今日は商品モニターとして、これまで見たことのない2タイプの商品を実際に見てきました！
この「月世界」は本当に広くて奥が深い（大笑）

そして私が何よりもびっくりしたのは、
最初に登場した月経カップに関する中国語による資料が…
何と、男　性　の　手で　作られたものだった！
ということ（゜д゜lll）

用してもらうためには、はじめが肝心です。最初に挫折すると、すぐに他の商品を試したくなりがちだからです。初めて月経カップを手にした人がどんな問題にぶつかるのかをあらかじめ想像し、そうならないように最善を尽くしサポートする必要があります。私たち制作者は「生存者バイアス」に惑わされてはいけないのです。

グループインタビューに集まった人たちの期待に満ちたまなざしを受けたヴァネッサは、ついにメイド・イン・台湾の月経カップをつくることを決心しました。「みなさん、待っていてください！　私は『タンポンの教祖』から、『月経カップの母』になります！」

クラウドファンディングがスタート

グループインタビューを終えたヴァネッサは、月経カップをつくるための資金やニーズを募るためにクラウドファンディングを計画します。商品名も募集し、台湾を意味するフォルモサ（Formosa）と月経カップを意味するムーンカップ（MoonCup）を合わせた、FormoonsaCup（以下、「フルムーンガール」＝日本における商品名）に決まりました。

このプロジェクトには単なる数量限定の予約販売というだけではない、もっと大きな意義がありました。資金を集め、この「フルムーンガール」があらゆる申請手続きをクリアすれば、台湾の生理用品の発展史において重要な転換点となるのです。ナプキンだけでなく、タンポンや月経カップなどのさまざまな生理用品が店頭で手軽に買えるようになれば、人前で生理の話をしてはいけないような社会の雰囲気が変わっていくかもしれません。そして需要が増えれば生産も安定し、購入のハードルがさらに低くなります。その好循環により市場は成長し続けていくのです。

起業したばかりの頃、KiraKiraが取り扱う商品はタンポンだけでした。そのため海外の工場とのやりとりや通関手続き、それに入出庫管理などの出荷プロセスもそれほど複雑ではなく、ヴァネッサはひとりでも会社の経営ができていたのです。しかし新たに月経カップの研究・開発をするにあたって、一緒に事業を進めてくれるメンバーを探すことにしました。タンポンをテーマに修士論文を書いたフィオナは、情熱を持って取り組める仕事がしたいと、当時勤めていた広告会社をやめてプロジェクトマネージャーになりました。ヴァネッサが開催したグループインタビューでベテラングループに参加していたユアンイーは、プロダクトデザイナーとしての経験を買われ、デザインを担当することになりました。そしてふたりに声をかけたヴァネッサは、発起人として決断を下す大きな責任を負うことになります。そこにクラウドファンディングのプラットフォーム「貝殻放大《バッカーファウンダー》」の担当者が加わり、この4名を中心にプロジェクトはスタートしました。

　クラウドファンディングに頼るべき理由はふたつありました。ひとつはコストの問題です。KiraKiraのような零細企業は、資金のやりくりがそもそも難しいのです。もうひとつは、コストをかけても医療法規に基づく許可申請が通らない可能性があるというリスクがあるためです。とはいえ、例えクラウドファンディングで資金集めに成功したとしても、商品に問題があったり、スケジュール通りに出荷できない場合、出資者が払い戻しを要求する可能性もあります。そのためヴァネッサは、プロジェクト達成のために全ての情熱（とお金！）を賭ける覚悟をしました。

　こうして設定した目標金額は300万元。目標が高すぎると、プロジェクトの成功が難しいと思われてしまい支援が集まりにくくなるため、はじめは金額をなるべく低くおさえて実現の可能性を高めることにしたのです。しかし仮に300万元が集まったとしても、月経カップ1ロット分の資金にしかなりません。そもそも月経カップは一度購入すると長く使えるためリピートを見込めず、次の製造時期や生産数を予測することは難しいのです。研究・開発や会社の運営、カスタマーサービスなどにかかる費用を捻出できるのか、ずっとスタッフを雇い続けることができるのか、ヴァネッサは確信を持てずにいました。

プロジェクトは急ピッチで進み、2015年7月に正式な立ち上げをしたそのわずか1週間後には、粗削りではありましたがデザイン画が完成しました。そして8月にサイトをオープンし、最初の3日間で支援者のための早期購入割引を告知すると、なんとその3日間で目標金額を達成してしまったのです！　一体誰がこんな事態を予測できたでしょう。台湾初の月経カップ、そして女性に欠かせない生理用品のイノベーションは、それほどまでに待ち望まれていたのです。「発起人の理念に投資する」というクラウドファンディングの理想がまだ残っていたという嬉しい驚きもありました。

目標金額が集まれば完成品が支援者のもとに届く、というクラウドファンディングの仕組みは、実は「オンラインショッピング」との線引きが曖昧です。本来、参加者が受け取るものは「出資へのお返し」のはずですが、近年、予約購入のためのプラットフォームという性質が強くなり、お金を出す側の「何がなんでも手に入れたい」という期待はますます高まっているのです。ユアンイーは当時のことを振り返りこう話します。

「クラウドファンディングはもともと発案者の理念に投資するもので、何かを得られればラッキーだし、得られなくてもそれでよかったのです。支援金は純粋な応援の気持ですか

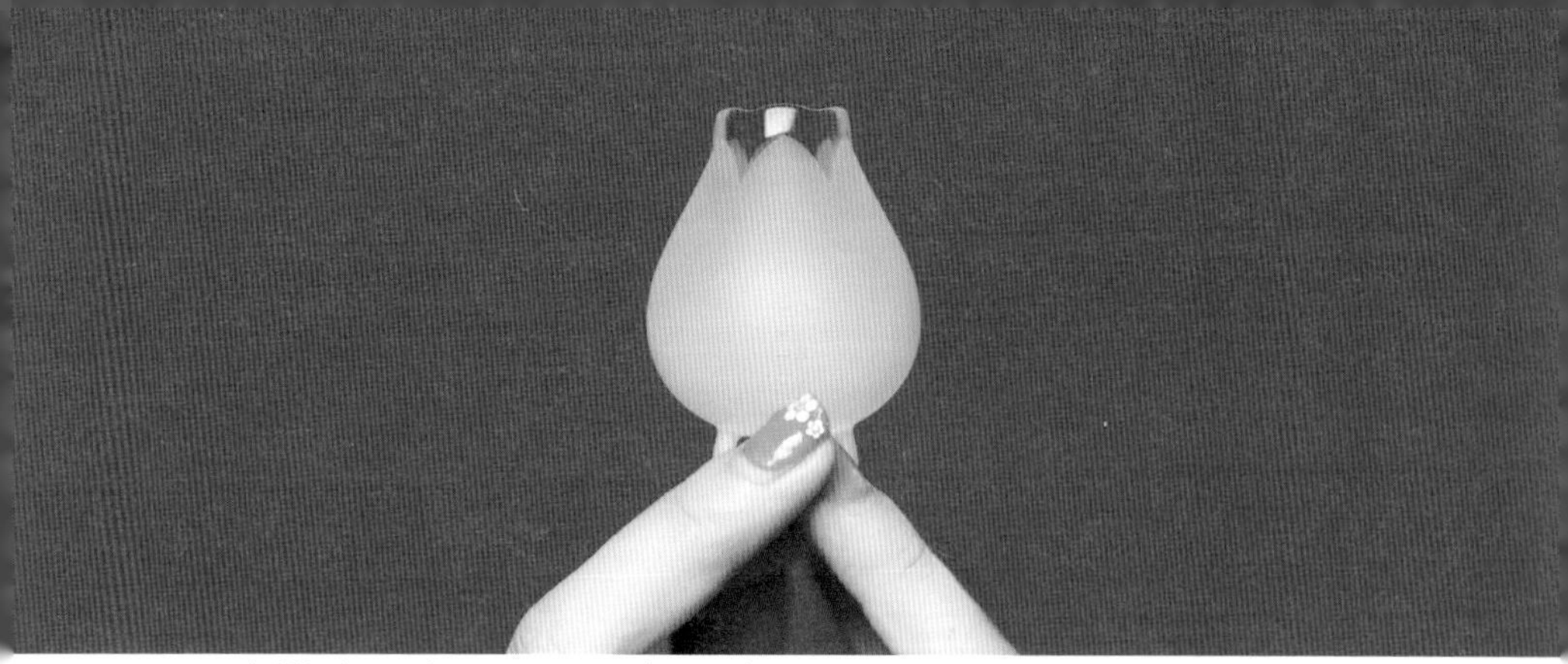

台湾製月経カップのクラウドファンディングプロジェクトには、当初の目標額300万元（当時のレートで約950万円）を大幅に上回る1,000万元（約3,100万円）が集まり、大成功のうちに終わりました。この事実は、これまでの台湾生理用品市場がいかに不十分であったかを証明しています。写真はクラウドファンディングのメインビジュアル。

ら。つまり商品がつくられないかもしれないリスクを制作側も支援者も一緒に負っていたんです。目標金額に到達できなければお金を返してもらうというのは最近の考え方ですね」

女性たちの期待を集めたこのプロジェクトは最終的に1000万元もの資金を集め、ヴァネッサたちはその後の研究開発や運営のための資金を得ることができました。しかしゼロからはじめた月経カップの製造は当初の想定よりも時間がかかってしまったため、スケジュール通りに出荷できるのかヴァネッサはずっと気がかりでした。そして2015年の年末、不安は的中してしまいます。月経カップ製造にはまず衛生福利部の許可を受ける必要があるのですが、工場側は一度きりの発注のために申請をするのが手間だったので、既に持っていた医療機器製造許可の延長を申請するタイミングで、項目に「月経カップ」を追加しようと考えました。しかし衛生福利部が行なう検査は3年おきで、次の機会まで1年以上もあったのです。そのため工場が望む出荷のタイミングと完成品を送る予定がずれてしまうことが判明し、2016年に月経カップを支援者に届けるという約束は果たせなくなってしまいました。

ヴァネッサはフェイスブックのファンページ「KiraKiraリトルタンポンクラブ」で、月経カップの出荷が一年延期されることをお詫びし、丁寧に理由を説明しました。その後「オンラインで月経カップを購入するための法整備を求める署名」を立ち上げ、完成を待つ支援者たちに参加を呼びかけました。そして2017年、ついにプロジェクトは月経カップの製造・販売許可を正式に取得しました。しかし実店舗やオンラインショップで販売できるようになるまでには、まだまだやらなければならないことが残っていたのです。

生理に一輪の花を

ヴァネッサは、月経カップを球体にしようと考えました。いままで見たことのないデザインにしたかったからです。これはクラウドファンディングのターゲット層を考慮してのことでした。手軽に買える国産の月経カップをつくるという目標があったヴァネッサですが、すでに海外製の月経カップを使っている人が似たような製品をもうひとつ買うことはないだろうとも考えていました。海外のどの製品とも違う形にすれば、目新しさからプロジェクトを支持してくれるかもしれません。花のつぼみが球体に似ていることに気付いたヴァネッサは、台湾固有の花をモチーフにすることを思いつき、草花の絵や写真を次々にデザイン担当のユアンイーに渡しました。

しかし工業デザインを学んだユアンイーは、商品の見た目の美しさと実用性の間で悩みます。そもそも月経カップを何かに似せたら使いにくいんじゃないだろうか？　折りたたんで膣内に入れた時に不快感を与えないようにするには？　複雑なでこぼこがついていると、きれいに洗うことが難しいのでは？　さまざまな要素を考慮した結果、スズランの花の形がデザイン案に浮上し、ヴァネッサも台湾固有の花にこだわるのをやめました。ラフスケッチから立体設計図の完成まで数週間、残された膨大なスケッチからはデザインにかけるユアンイーの執念を垣間見ることができます。

クラウドファンディングを行なう中で、特許権への対応も避けられないことのひとつでした。そもそも特許制度とは、世界中の人々が同じ問題のために何度も労力を費やし、創造性が停滞しまうことを避けるためにあります。特許権を取得するための条件は、出願から18か月後にその内容を公開すること、特許権取得後、権利の存続期間が終わったら発明を公共の財産として世界中の誰もが利用できるようにする、というものです。出願した人が権利を持つ間、特許には使用料がかかります。

月経カップの原型は1980年代にはすでにできていました。そのため月経カップをこれから開発しようとするメーカーは、まず特許について調べ、先人たちのアイデアをしっかりと踏まえた上で新しいアイデアを加えていく必要があります。

ヴァネッサたちは「内側に折り込む」構造の月経カップをつくることにしました。調査の結果、その構造に必要な技術に関する特許は台湾には出願されていませんでした。国の市場規模が小さいため、利益にならないと考えられたのかもしれません。そのおかげで申請をせずに設計を進めることができました。

しかしプロジェクトが中盤にさしかかると、特許権の侵害やアイデアの剽窃《ひょうせつ》を疑う人が出てきました。自分の投資先に道徳的な問題がないという証明をほしがる支援者もいます。そこでヴァネッサは、アメリカで同じ折り込み構造の特許を持つブランドに連絡し、技術顧問として協力関係を結ぶことで万全なお墨付きを得ました。

設計図が完成すると、今度は実物大の模型づくりです。ユアンイーはまず3Dプリンタで模型をつくってみました。形や模様は再現できましたが、硬くて実際に使うことをイメージするのが難しい仕上がりでした。そのため彼女はいくつかのメーカーに模型づくりを依頼することにしました。ひとつ目はアクリル製で、光を通す光沢仕上げとマット仕上げの表面の質感は再現度が高かったのですが、これもとても硬いものでした。もうひとつ台湾製月経カップのプロダクトデザイナー、ユアンイーは現在もプロジェクト初期のスケッチを手元に残しています。そこには彼女たちが月経カップの使用サイクルをどう想定していたのかが書き込まれています。

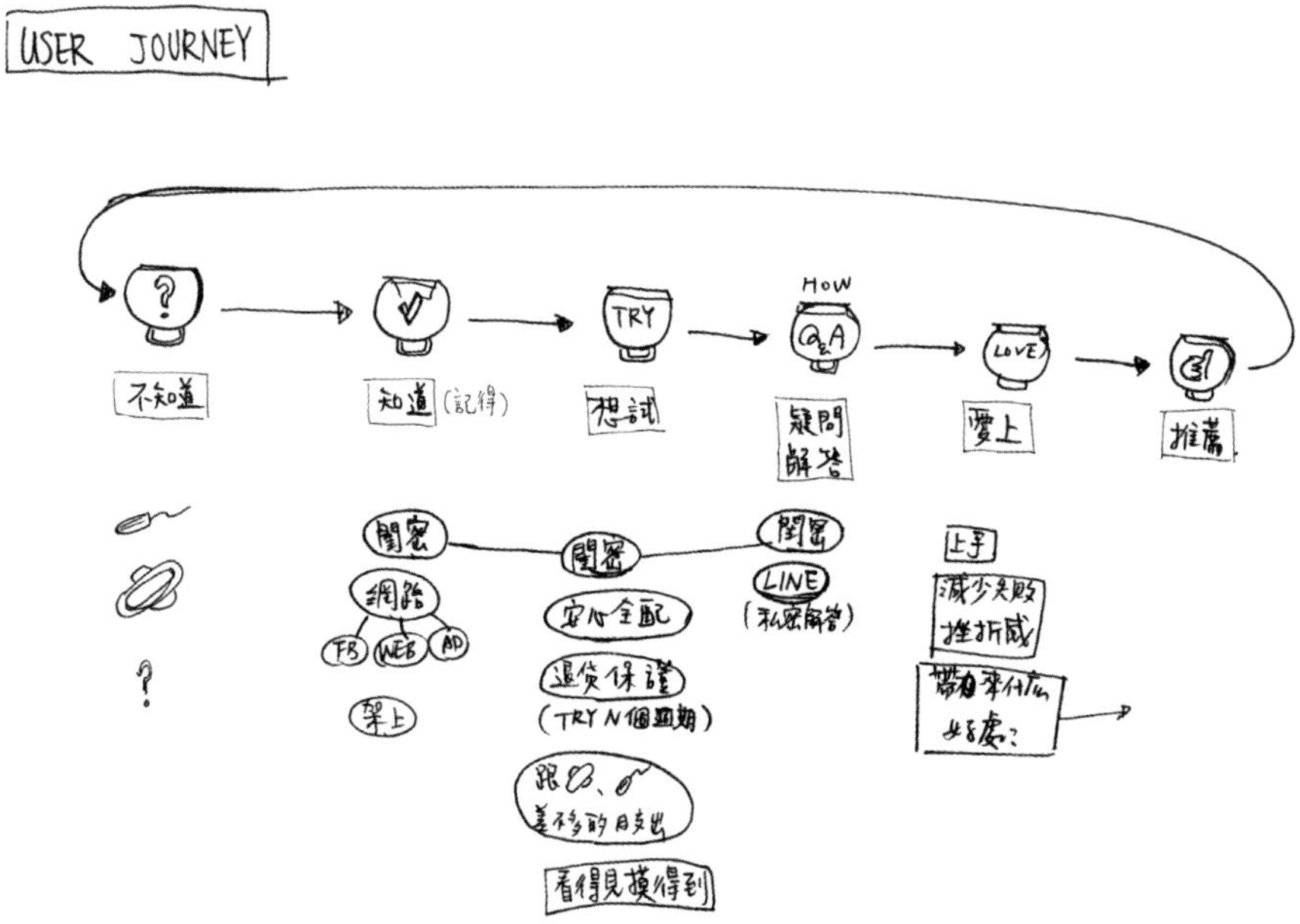

↑ユーザーが未知の月経カップを知り、試し、愛用するようになって友人に勧め、その友人が未知だった月経カップを知り、試し…というサイクルを描いたもの。
店頭で目にする機会や、使い方を直接相談できるシステムの必要性が想定されています。

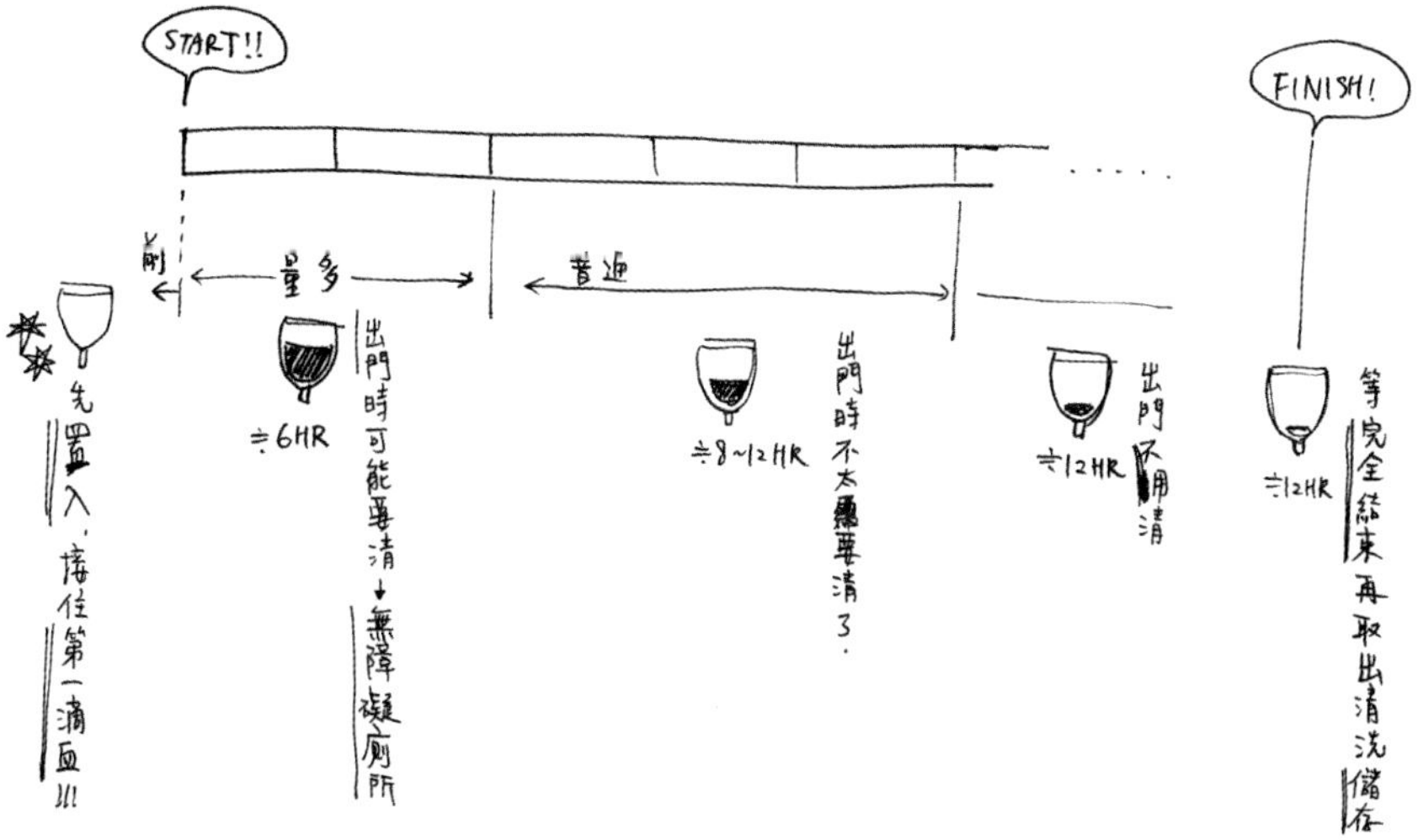

↑一度の生理期間で月経カップがどう使用されるかを描いた図。
経血量が多い時は外出先でカップを洗う必要があることなどが想定されています。

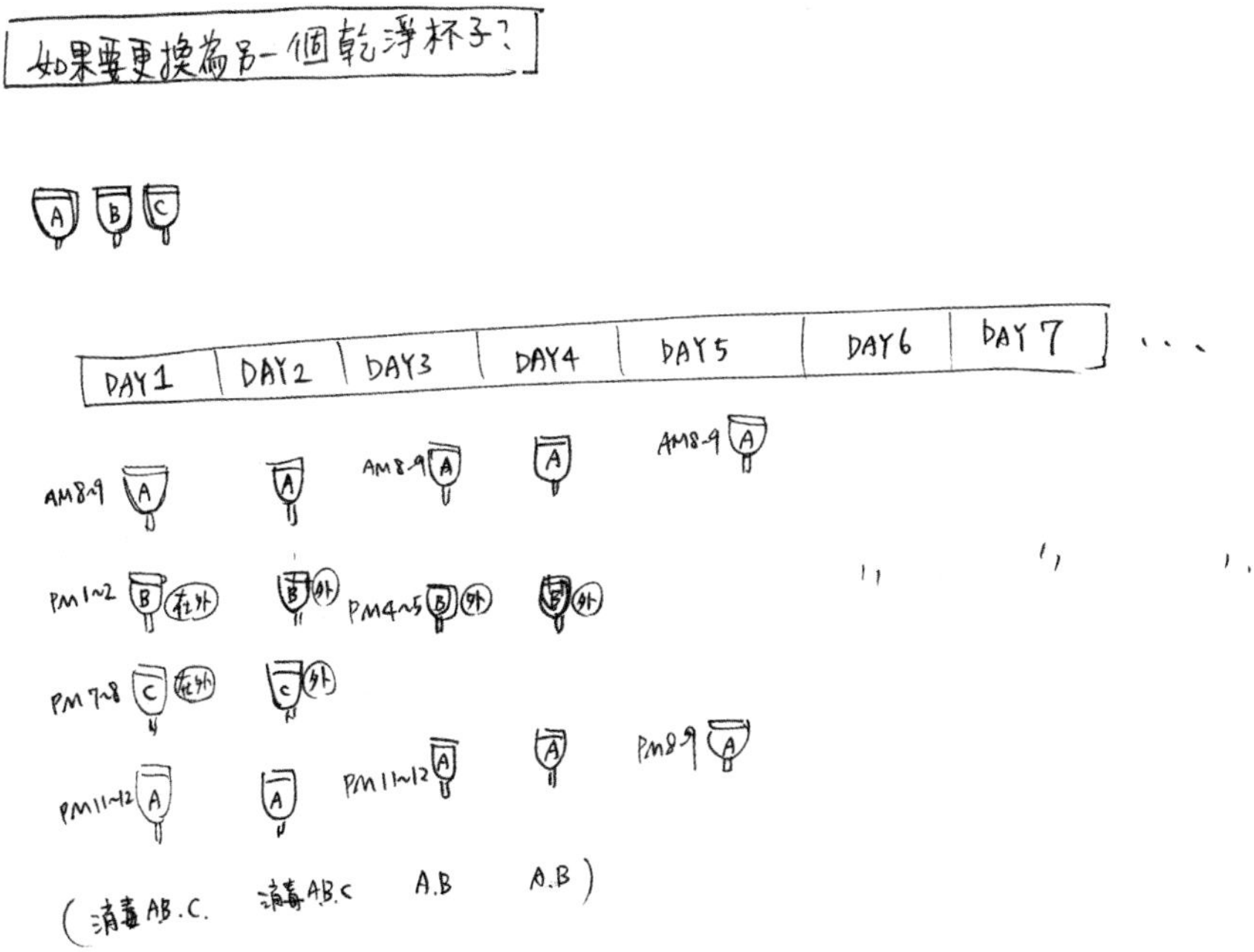

↑ひとつの月経カップをいちいち洗って使いまわすのではなく、複数個を使ってみたら？
月経カップA、B、Cの使用サイクルをシミュレーションした図。

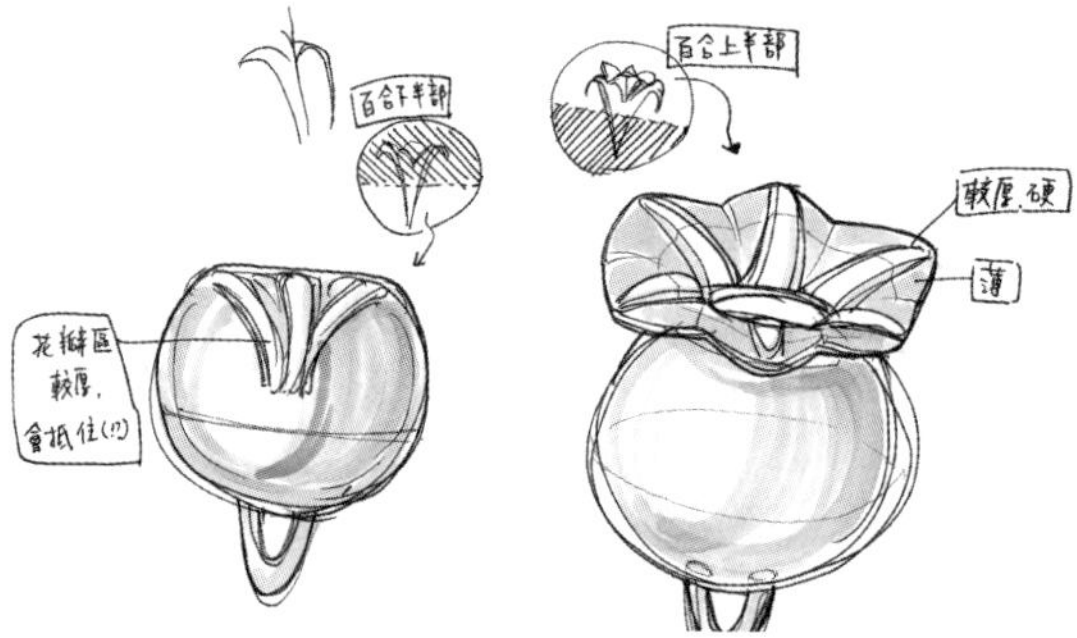
百合下半部
百合上半部
較厚,硬
薄
花瓣區
較厚,
會抵住(?)

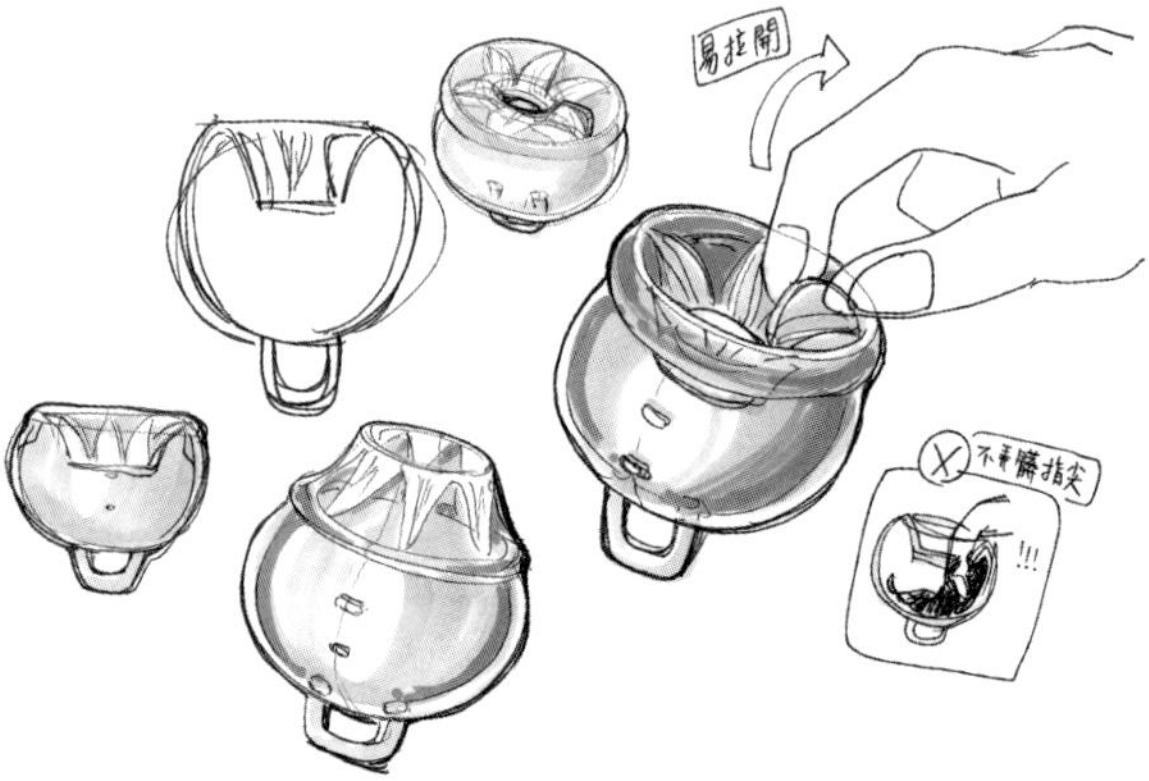
易拉開
不弄髒指尖
!!!

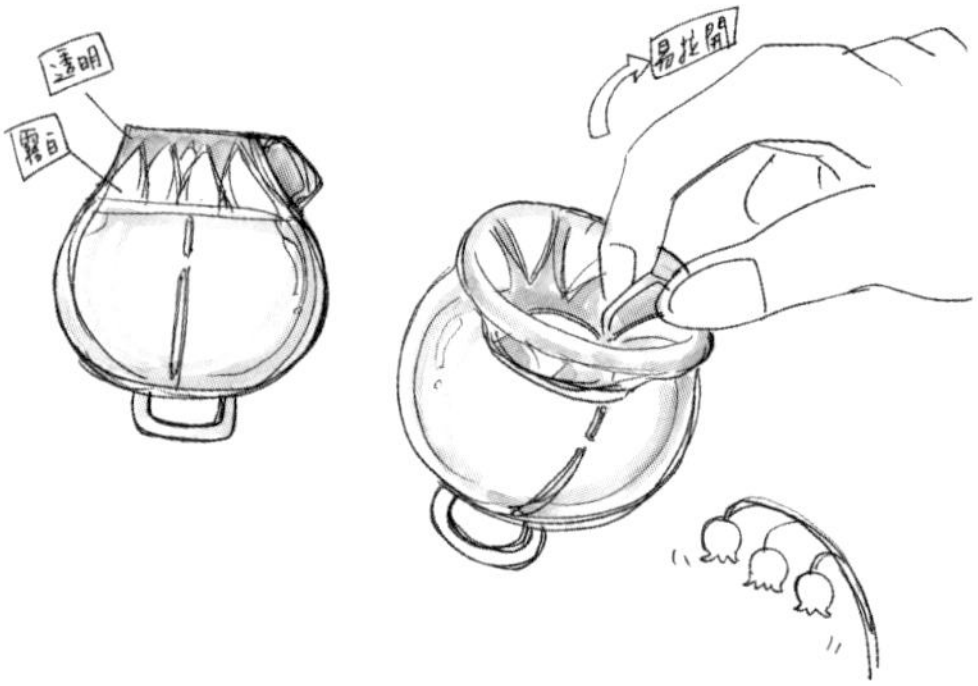
透明
霧面
易拉開

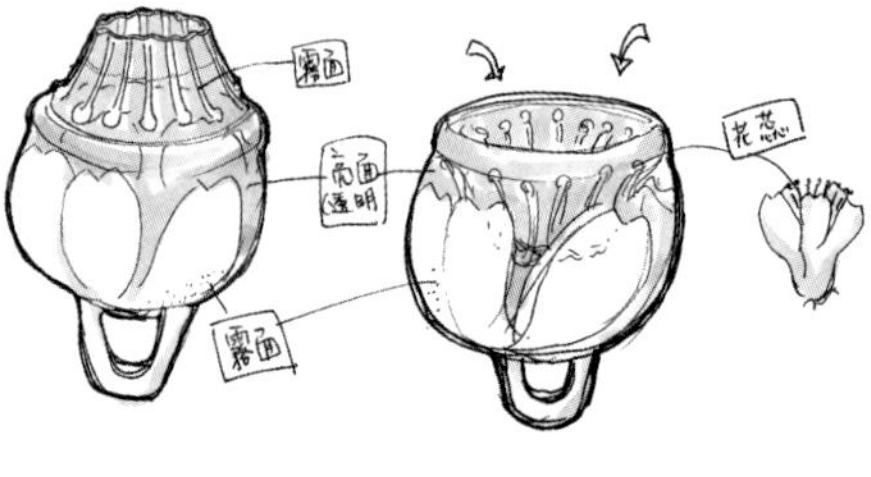
霧面
霧面
透明
花蕊
霧面

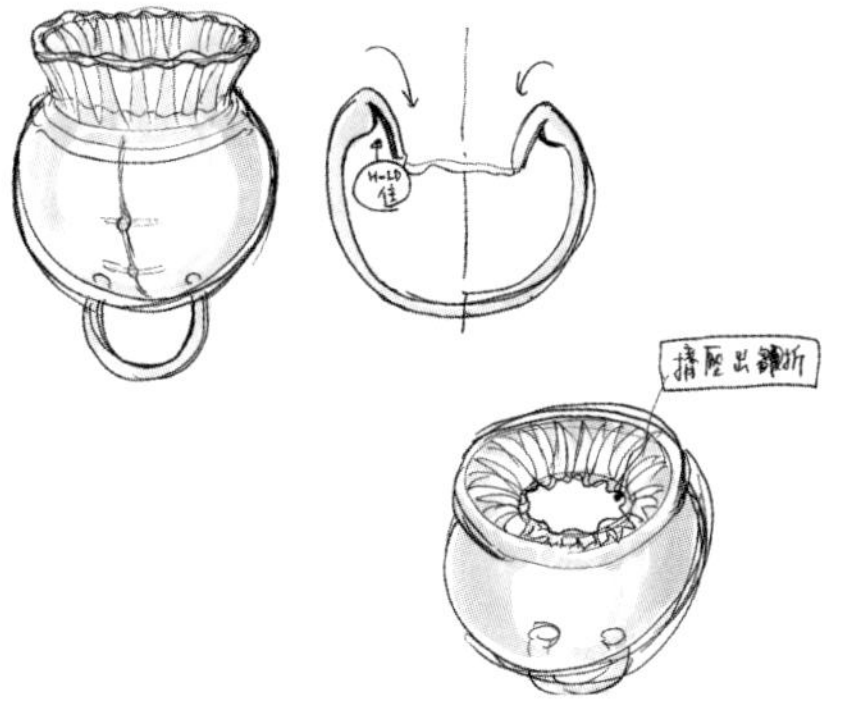

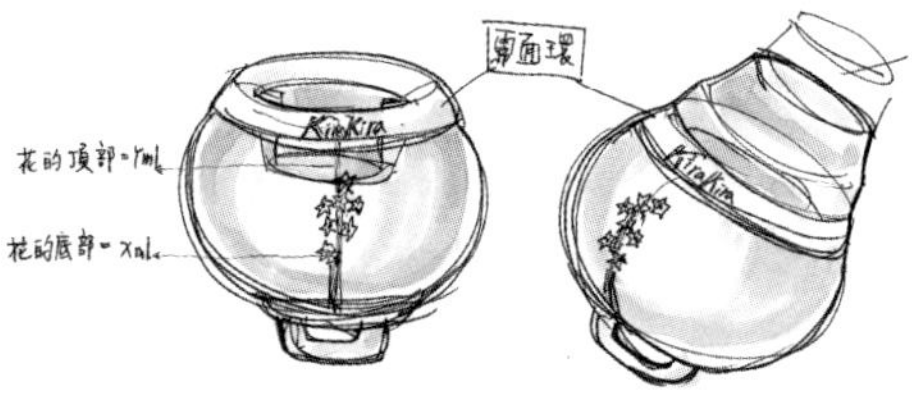

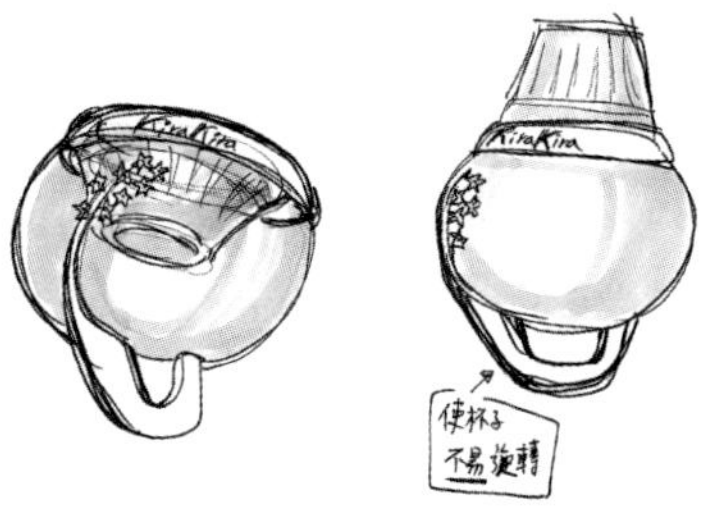

ラフスケッチから3Dイメージに至るまで、わずか数週間でした。ユアンイーによるスケッチを注意深く読むと、そのデザインの背景が見えてきます。

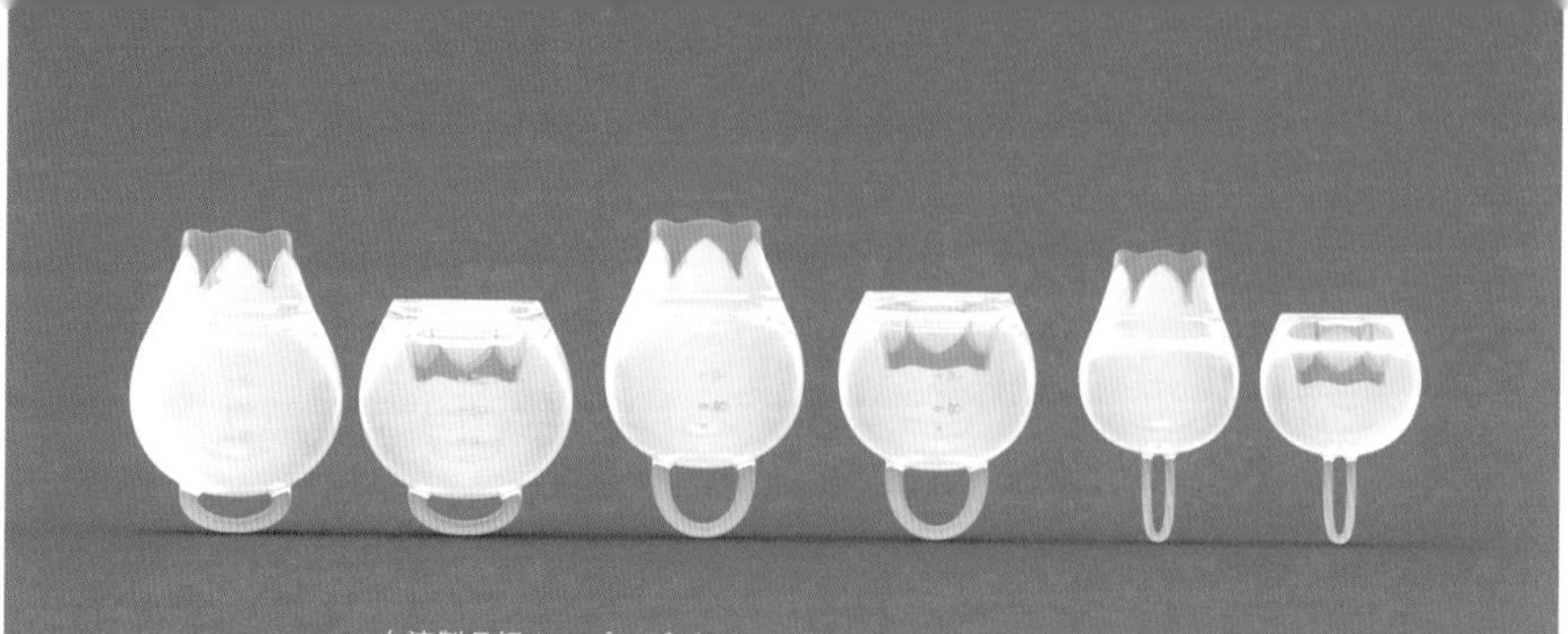

台湾製月経カップのデザイン段階における３Ｄイメージ図。

は不透明で細かい皺が入っていて質感はいまいちでしたが、柔らかいシリコンでできていて、使用時のイメージは十分につかめそうです。

完成したふたつの模型は、内側に折り込む前と折り込んだ後の見本として、クラウドファンディングのサイトに掲載されました。硬くてお寺の鐘にも見える模型を、ユアンイーは笑いながら「仏具」と呼び、その後倉庫に大切にしまっておきました。取材がくると「仏具」をそっと取り出してきて、写真撮影に応じます。

最初に設計図を描いた時に決まっていたのは外観とおおまかなサイズだけで、素材選びや厚みの設計は一筋縄ではいきませんでした。身体を張って最初の試作品を試したフィオナは、「柔らかすぎて、折りたたんで挿入した後も膣の中でカップがちゃんと開かなかった」と報告しましたが、折り込み構造が経血を受け止めることを確認するには十分でした。

「ちょっと待って！　これ、大きすぎない……？」

試作品を初めて目にしたヴァネッサは困惑しました。確かにそれ

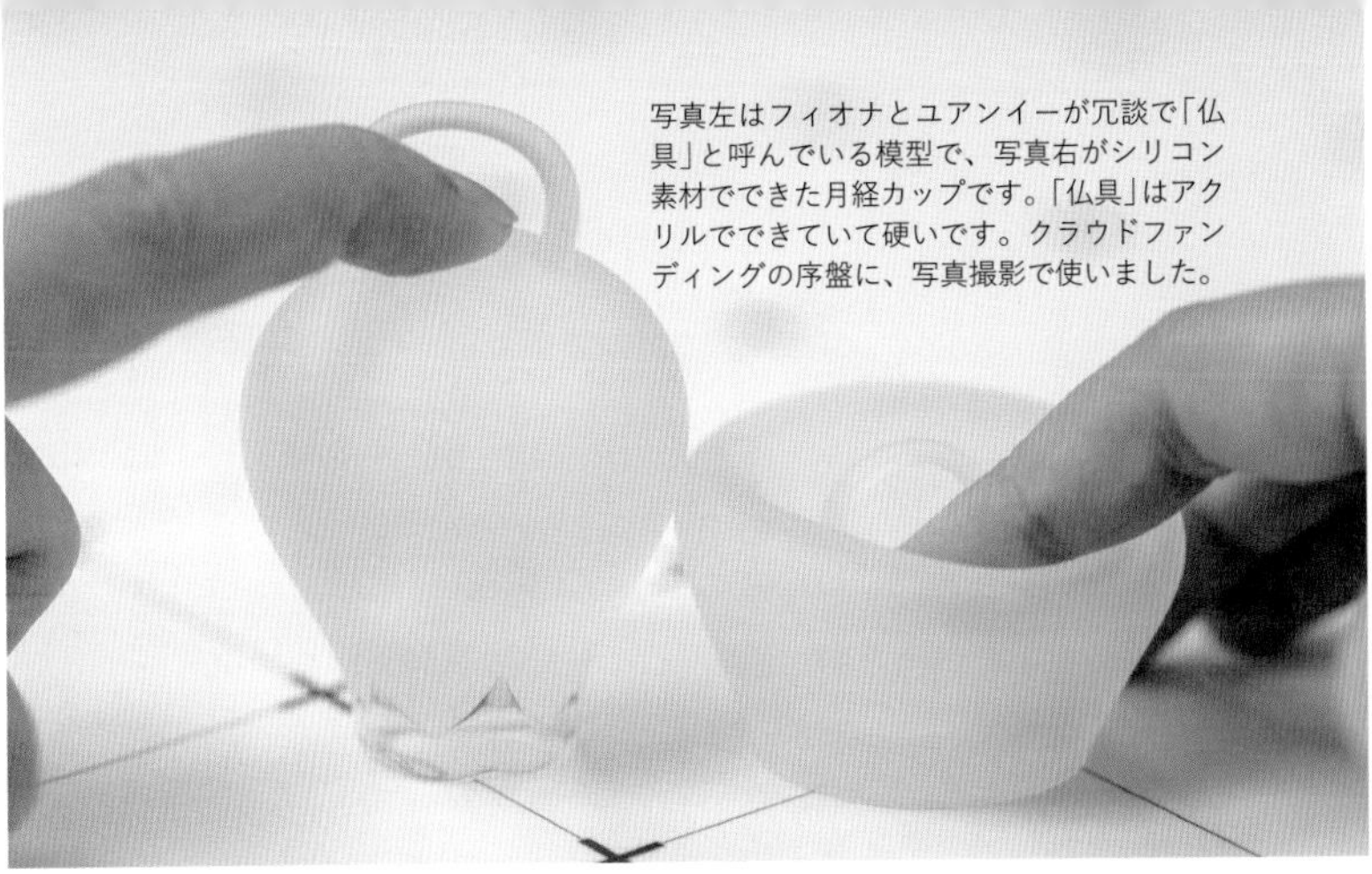
写真左はフィオナとユアンイーが冗談で「仏具」と呼んでいる模型で、写真右がシリコン素材でできた月経カップです。「仏具」はアクリルでできていて硬いです。クラウドファンディングの序盤に、写真撮影で使いました。

はのちに市販される多い日用のラージサイズに近い大きさでしたが、ヴァネッサの反応はある意味とても初心者らしいものでした。月経カップを使ったことがない人は必ずと言っていいほど、もっと小さいほうが使いやすいのではないか、とハラハラするものなのです。ユアンイーはその反応を見て、材質の厚みや容量といった実用面だけでなく、ユーザーの印象に影響を与える見た目も考慮しなければならないと気付きました。

実際に商品をつくるには、金型が必要です。最初に用意した金型の表面はあまり滑らかとは言えず、試作品にはごく細かい傷が残っていました。この傷を取り除くために金型の表面を研磨し、さらにごく細かいシボ加工を施すことで、すりガラスのようなマットな質感を持たせることにしました。最後は細かい調整です。折り込み線をどこに入れたらデザインの邪魔にならないか、花びらの透明な部分に余計な線が入らないようにするにはどうしたらいいのか、工場と相談しながら金型を調整し設計図に反映させていきました。

たいていの月経カップには自分の経血量を把握できるように目盛りがついているのですが、海外製品はその目盛りがエンボス加工で浮き上がるようにつくられています。ベテランユーザーのユアンイーは、古くなったカップの凹凸の部分に色が沈着しやすいことを知っていました。使い始めの頃は目盛りが見えにくくて困るくらいだったのに、だんだん汚れが溜まり、線が目立ってくるのです。なんとなくこれを不衛生と感じ、心理的な抵抗感を持つユーザーは少なくありません。

自分たちがつくる月経カップには凹凸のない目盛りをつけたいと考えたユアンイーが参考にしたのは、フィンランドのLunetteでした。これは当時市販されていたカップの中で唯一、表面が半透明のつや消し仕上げになっていました。他のブランドはどれも、光沢のあるツルツルした表面か、もしくは不透明なつや消し仕上げでした。Lunetteを参考にしてつくった新しい試作品は、目盛りの部分をちょうど透明な面と半透明な面の境界線で表すことで、凹凸もなく滑らかで美しい仕上がりになりました。これで汚れがたまるようなこともありません。ユーザー心理への配慮と、高度な製造技術が生みだしたこのデザインが、これから台湾製月経カップの代名詞になるのです。完成したサンプルを手にしたユアンイーは嬉しくて思わず跳びあがりたくなりました。

しかしそんな喜びもつかの間、実際に使ってみてわかったことがありました。半透明の

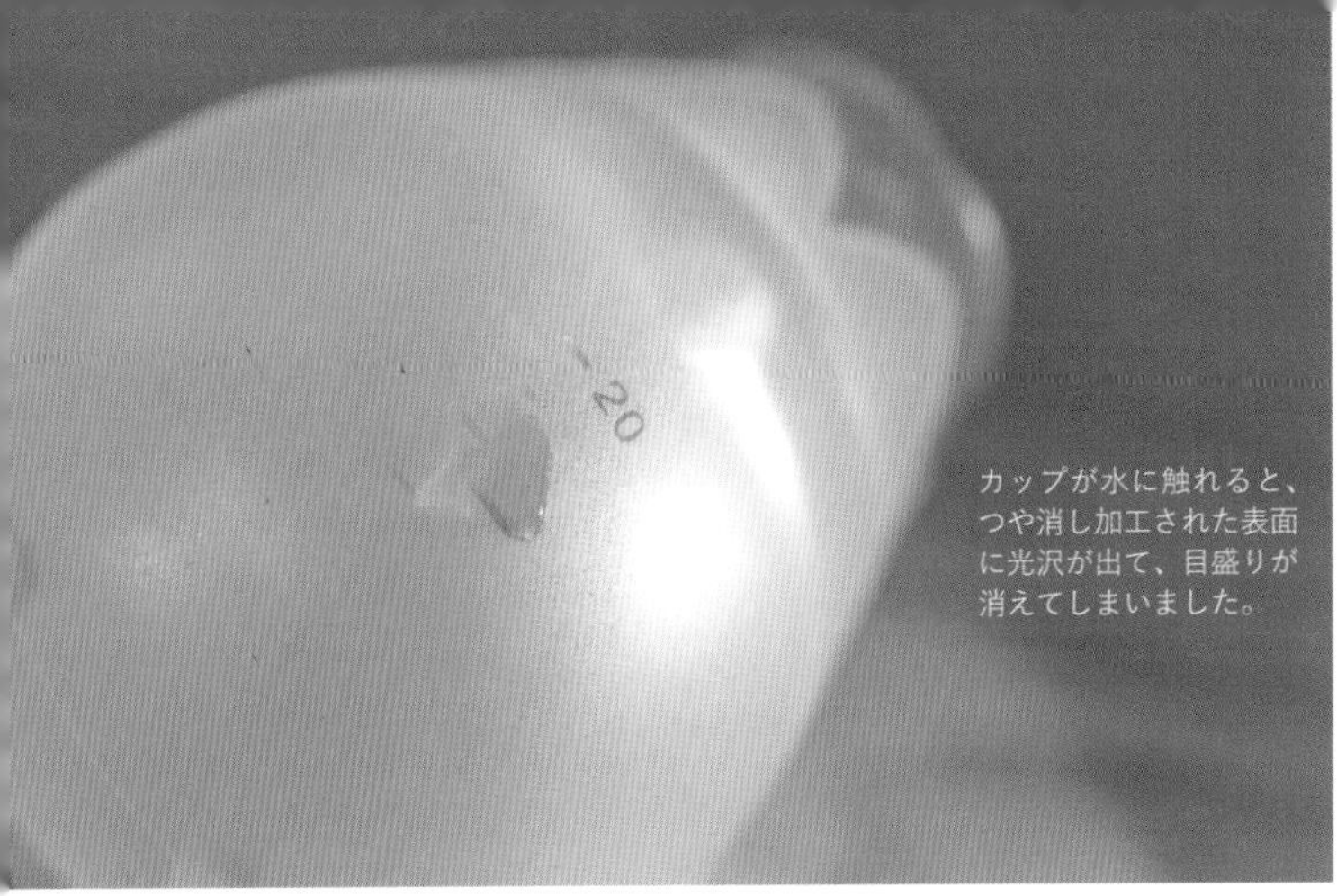

カップが水に触れると、つや消し加工された表面に光沢が出て、目盛りが消えてしまいました。

部分が水に触れると透き通ってしまい、目盛りが見えなくなってしまったのです。つまりユアンイーは新たな発見をしたのではなく、同じことを試み失敗に終わった先駆者の存在を知らなかっただけなのでした。その後ユアンイーは、目盛りの突起部分とカップの表面とをなだらかにつながるようにし、経血がくぼみに残りにくい設計にして、汚れ付着問題を解決しました。

次はカップの強度に影響する素材の厚みを決めていきます。あまり薄くするとカップが柔らかくなりすぎて反発力がなくなり、膣の中でしっかり広がって経血を溜めることができません。最初は底に近い部分を厚くして、上部に向かって薄くなるように設計していましたが、上部にも少し厚みを足し本体を支える力を強化しました。

もうひとつ重要な要素は、折り込み構造の設計です。カップのふちの薄い花びら部分は先端に向かって狭くなっていきますが、それを押し込む際に水平になっている必要があります。そこで花びら部分の境界線に溝をつけ、折り込み位置のガイドにしました。

いよいよ月経カップを量産してもらう工場選びです。ユアンイーは候補にあがった工場がどんな製品をつくっているかに着目しました。そして自分たちの考えた設計と同じ折り込み構造を持つ製品の製造元を見つけたのです。その工場の技術者たちは設計図を見るとすぐに構造を理解し、さらにシリコン素材を折りたたむための細かい加工についても積極的に相談に乗ってくれました。さらにユアンイーとヴァネッサは、技術者たちに月経カップについてのレクチャーをしました。どのように折りたたみ、どのように膣の中に入れるのか、膣の中でカップがどのような状態になるのか、さらに取り出した後は消毒してきれいに保つことで繰り返し使えることなど、まるで月経カップ初心者にするように一から丁寧に説明したので、技術者たちはこの折り込み構造がなぜ必要なのかということまで深く納得してくれました。そしてどんなデザインがユーザーのニーズに合うのか、試作品をいくつもつくりながら一緒に考えてくれました。

彼らは素材に対する知識が豊富だったとユアンイーは振り返ります。例えば、カップ全体がぶ厚いと折りたたんだ時の反発力が大きくなり、膣に入れるための形を保つのに力が必要ですが、くぼみをつければわずかな力で持つことができます。ある時、「カップ上部の厚みを少し削れば、反発力を減らせるかもしれない」と、技術者が提案しました。しかし縁の花びらをあまり薄くしてしまうと今度は見た目がよくありません。ユアンイーと技術者たちは試行錯誤を繰り返し、ようやく設計図が完成しました。設計図は最終的に構造

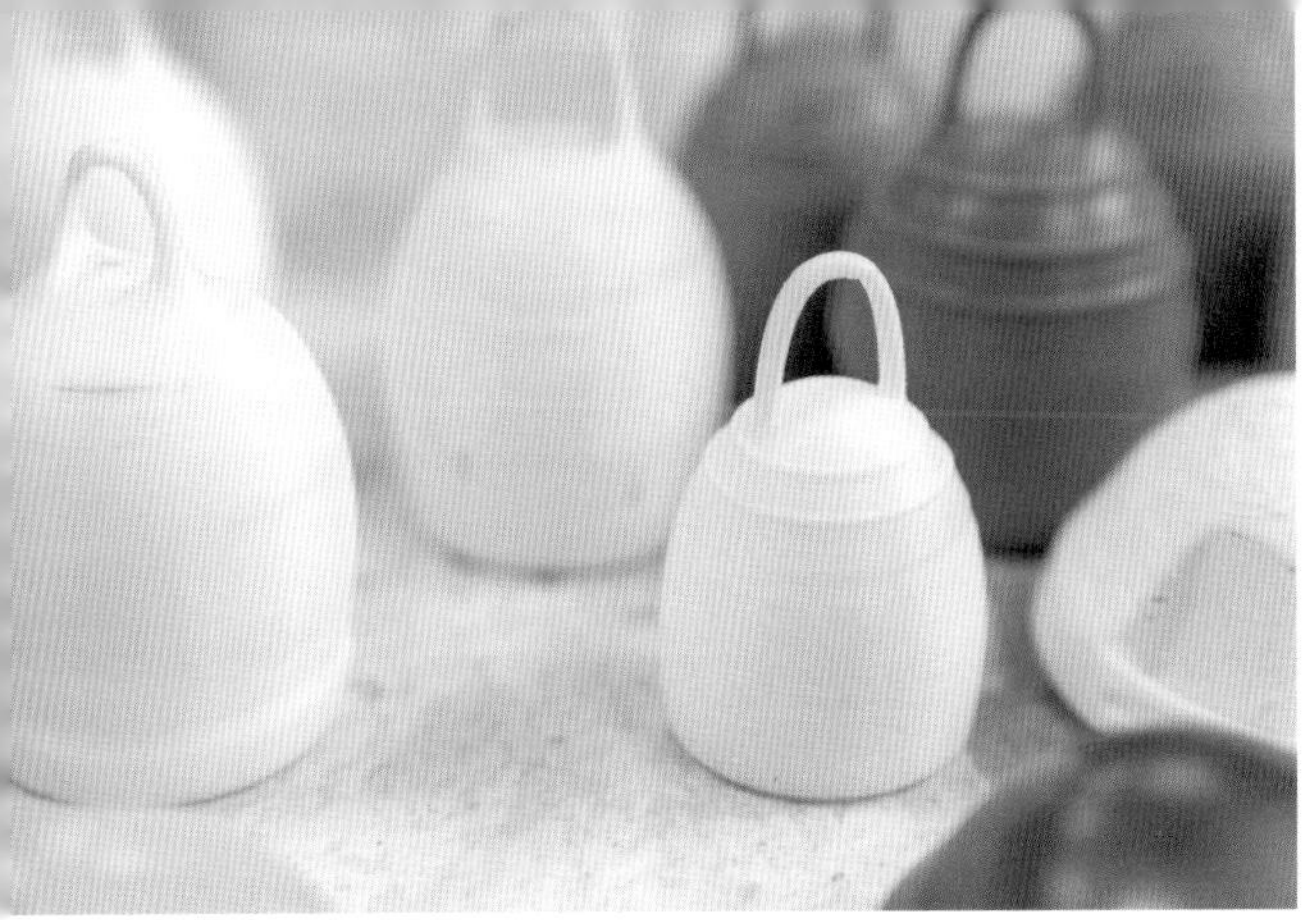

設計の主任技術者のもとに行くのですが、彼も最初の頃は月経カップについてよくわかっていない様子で、「君たちは一体何をつくろうとしているの？　まあいいや、設計図をもとにつくればいいんだよね。まかせて。でもなんでこの部分を折り込みたいの？」という具合で頼りなかったのですが、開発の後半になると、だんだんと月経カップの用途やそのための構造を理解するようになり、改善策を提案してくれるようになりました。

いよいよ大詰めになると、わずかな調整でも工場側と直にすり合わせる必要が出てきます。何度も足を運びながらの確認作業には時間も労力もかかりましたが、この時の技術者たちとのやりとりが次の月経カップ開発の基礎となり、ヴァネッサは安心してその工場と協力を続けることができました。のちにつくられる第2世代のクラシックタイプとソフトタイプ（フルムーンガール2）は、より丸みをもたせて持ちやすく、シリコンの種類を変え少しだけ硬さを加えました。こうして月経カップは少しずつアップデートしていったのです。

月経カップは「医療機器」に分類されているため、製造許可だけでなく医療機器の検査登録もしなければなりません。登録には動物実験結果を含むいくつもの証明書が必要です。工場は実験の結果を提出して初めて、医療機器許可証を受け取ることができるのです。許可証がなければ、商品ができあがったとしても出荷できません。KiraKira は台湾で最初に月経カップの製造許可を申請したため、月経カップの動物実験を行ない、国際標準規格ＩＳＯ基準を満たし安全に使用できることを衛生福利部に証明する必要がありました。「タンポンの製造許可を取った際、３つの動物実験を行ないました。主な目的は、細胞に対する毒性・皮膚への刺激性やアレルギーの有無・膣粘膜への影響を確認することです。これらを調べるために、ラットやモルモット、ウサギなど品種別に実験を行なわなければなりませんでした」

ヴァネッサは胸を痛めましたが、一度許可証が発行されて後続の商品の素材が同じものであると判断されれば、再び実験を行なう必要はありません。少なくとも次にKiraKira で商品を出す時は、辛い思いをしなくて済むのだと考えました。のちに一部の人たちから疑問の声があがりましたが、全ての医療機器は必ず動物実験を行ない、結果を提出しなければならなかったのです。

ほかにはどのようなテストが必要なのでしょうか。商品に使われているシリコンの品質が10年間安定していると証明するために実際に10年かけてテストをすることはできません。そこでメーカーは専門の研究所に依頼をし、苛酷な環境を人工的に再現、製品の劣化を加速させた状態であらゆる実験をします。例えば摂氏××度の環境下における月経カップの耐久性を調べるためには、高温に設定した環境試験器に長期間入れて放置し、壊れやすい取り出し用リングの部分がどれだけ劣化するのかテストします。その結果の数値から、研究員が耐久性を試算するのです。例えば「タンポンは紙でできているので、いつか分解されて土に戻ります」と口で言うことは簡単ですが、衛生福利部はそれをテストで証明するよう求めています。そしてそのテスト結果に責任者のサインがあることを確認して初めて報告内容に納得するのです。

実は衛生福利部には、台湾国内で新しい医療機器をつくろうとする人や企業を応援するための相談窓口がありました。通常は膨大な資料を用意し何度も役所とやりとりをしなければならないのですが、あらかじめ相談しておけば、窓口で担当者の手厚いサポートを受けながら手続きを短縮できるのです。ヴァネッサがこの制度を知ったのはプロジェクト後半ですでに月経カップの製造に着手していた頃でしたが、今からでも遅くないと思いさっそく窓口に出向くと、担当者がアドバイスをくれました。

「月経カップは海外で長年使われていて、製造や使用に問題がないとわかっています。先行国で行なわれた臨床試験の結果を参考にすればより早く安全性を証明できるでしょう」

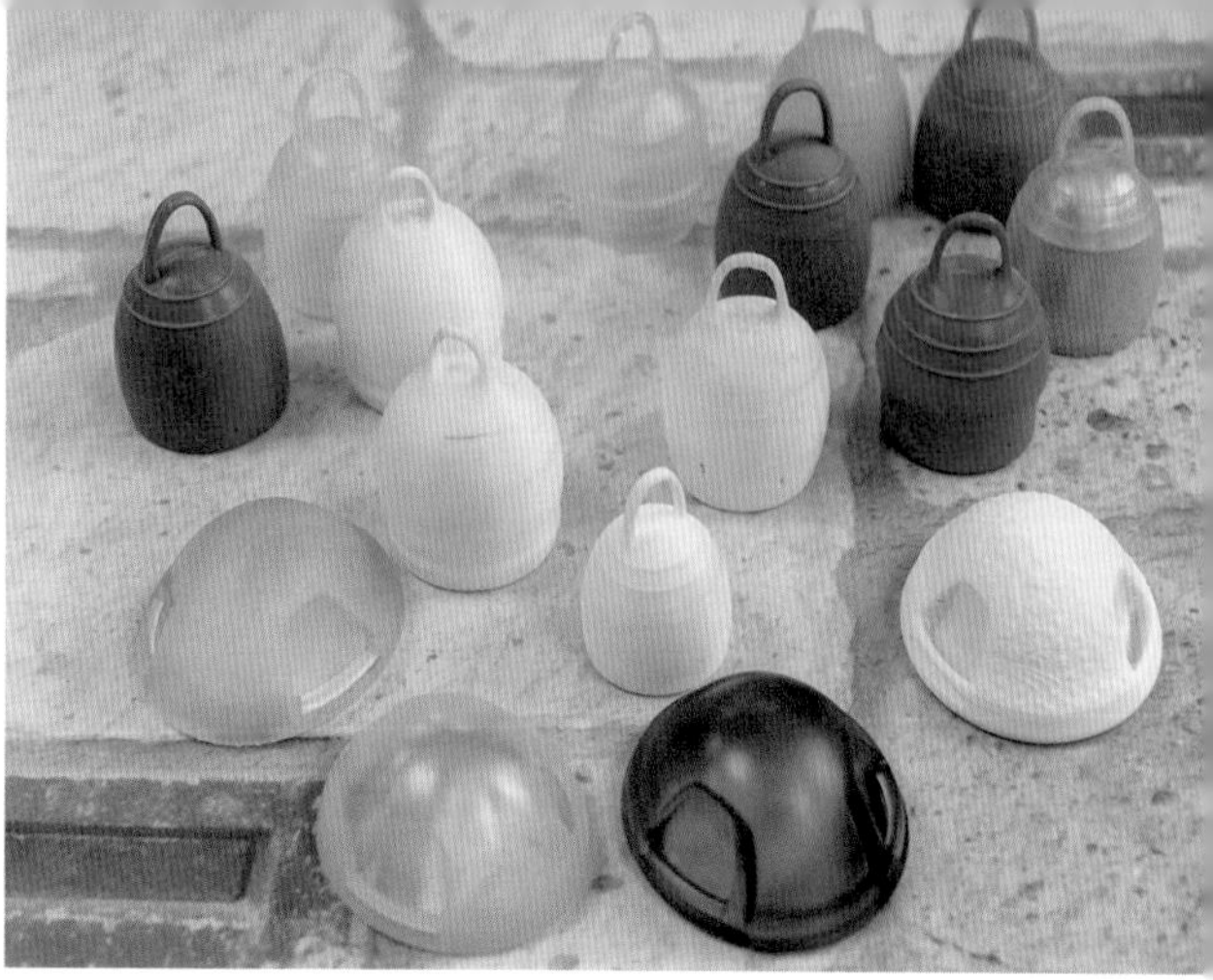

ヴァネッサは担当者のアドバイスを受け、さらに自分のブランドが将来海外に進出することも想定し、検査報告書の信頼性を高めるため、すでに海外で実績のあるメドガイア・ライフ・サイエンス社に月経カップの品質テストを依頼することにしました。

完成した月経カップは嬉しいことにヴァネッサの当初のイメージに近いものでした。花びらのようなデザインを施したカップのふちを内側に折り込む構造にしたことで、球体で花のつぼみのような、世界中どこにもないデザインになりました。箱からカップを取り出すと、まるでかわいらしい一輪の花です。さらにこの形は実用面でも力を発揮します。内側に折り込んだふちがカップを覆うふたのようになり、溜まった経血がもれるのを防ぎます。そしてカップを洗う時には花びら部分を引っ張り出して経血を流すのですが、縁が小さくすぼまっているため、不用意にこぼしてしまうこともありません。花のイメージを残しつつ、実用性とユーザーへの配慮をほぼ完ぺきに盛り込み、「フルムーンガール」は台湾独自の個性的な月経カップになりました。

小さなカップとシスターフッド

月経カップを使うハードルは、布ナプキンやタンポンよりもかなり高いものです。多くのカップには取り出し用のリング、もしくは突起（ステム）が底に付いていて、膣から取り出す際はそれをつまんでゆっくり引き抜かなければなりません。しかしこの動作にはコツがいるので、月経カップに慣れたユーザーも最初のうちは練習が必要だったと言います。また、カップを膣の奥まで押し込みすぎて取り出しにくくなり、パニックになってしまう初心者もいます。

どうすれば月経カップを使いたいと思ってもらえるだろう？　月経カップをほとんど見たこともなく、膣に入れることすら知らない台湾の消費者に、どんなに優れた生理用品なのかを一生懸命解説しても、かえって戸惑わせてしまうだけです。ヴァネッサ、ユアンイー、それにフィオナは月経カップ初心者の素朴な疑問や困りごとをいくつも想定し、その答えや解決策を、伝え方も含めて考えていく必要性を感じました。経験者はどんなきっかけで使い始めたのか、トイレで交換する時はどんな準備をしておけばいいのか、取り出せなくなってしまった時の対処法など、初心者の感じる高いハードルを少しでも下げられるよう、さまざまなシチュエーションをストーリー仕立てにして、使い方やメリットをわかりやすく解説したのです。

統計によれば、アジア人女性の膣は欧米人と比べ数センチ短いそうです。そのため、台湾製の月経カップは単純に海外製品を参考にするのではなく、台湾人女性が使うことを想定する必要がありました。「ビギナー向けの小さな月経カップ」というコンセプトはこの発見により生まれました。小さいサイズであれば、ビギナーもそれほど抵抗を感じることなく膣内への挿入と取り出しを練習することができます。台湾人女性の身体に合うように商品サイズを調整することが、同時にユーザーの大半が抱える心理的な壁をとりのぞく突破口となりました。つねにユーザーに寄り添い、使う側の視点を忘れないこと、これがのちに台湾生理用品業界が大きく発展するための鍵だったのです。

ヴァネッサは、どうすればたくさんの人に月経カップを使ってもらえるのかを常に考えていました。そしてビギナーたちの無数の不安の声に応えるために、「台湾製月経カップ・クラウドファンディングプロジェクト」のフェイスブックグループを立ち上げ、フィオナとユアンイーにも参加してもらいました。ふたりは毎日のようにページに投稿されたコメントに返信し、月経カップの構造や使い方、消毒のしかたなどを説明していきました。しばらくして、ふたりはグループ内に返信を手伝ってくれる人がいることに気が付きました。プロジェクトを始めたばかりの頃は、メディアで取り上げられるたびに「こんなに大きい月経カップを使っているのは非処女に違いない」「膣がゆるくなっちゃう」「下半身が腐る」などと、月経カップユーザーを貶めるようなコメントが次々とフェイスブックに書き込まれていました。それは「女性が膣の中に物を入れる」ことへの抵抗や恐怖の現れだったのでしょう。フィオナとユアンイーは全ての不当な書き込みに詳しい解説を返しました。コメントを見た人が、対立ではなく善意のメッセージを読み取ってくれるように、手間がかかっても一つひとつ丁寧に対応していたのです。しかしいつの間にか、ふたりは大急ぎで対応しなくても済むようになっていました。マイナスなコメントが書き込まれても、ほかの誰かがふたりよりも先にデマを払拭してくれるのです。そして、グループに参加しやりとりを見ているだけだった人たちも、だんだんとディスカッションに加わるようになりました。こうして月経カップはもはや手の届かないものではなくなりました。ヴァネッサはついに「タンポンだけがいっぱいに並んだ棚」よりもっともっと多くのものを台湾の女性たちにプレゼントしたのです。

現在、このフェイスブックグループは名前を「FormoonsaCup 公式指導討論区」とあらため、参加者は1万8000人を超えています。ユーザーたちの体験や密度の濃い情報が連日投稿され、台湾に生理革命を起こした女性たちの情熱と連帯の力強さをリアルタイムで感じることができます。

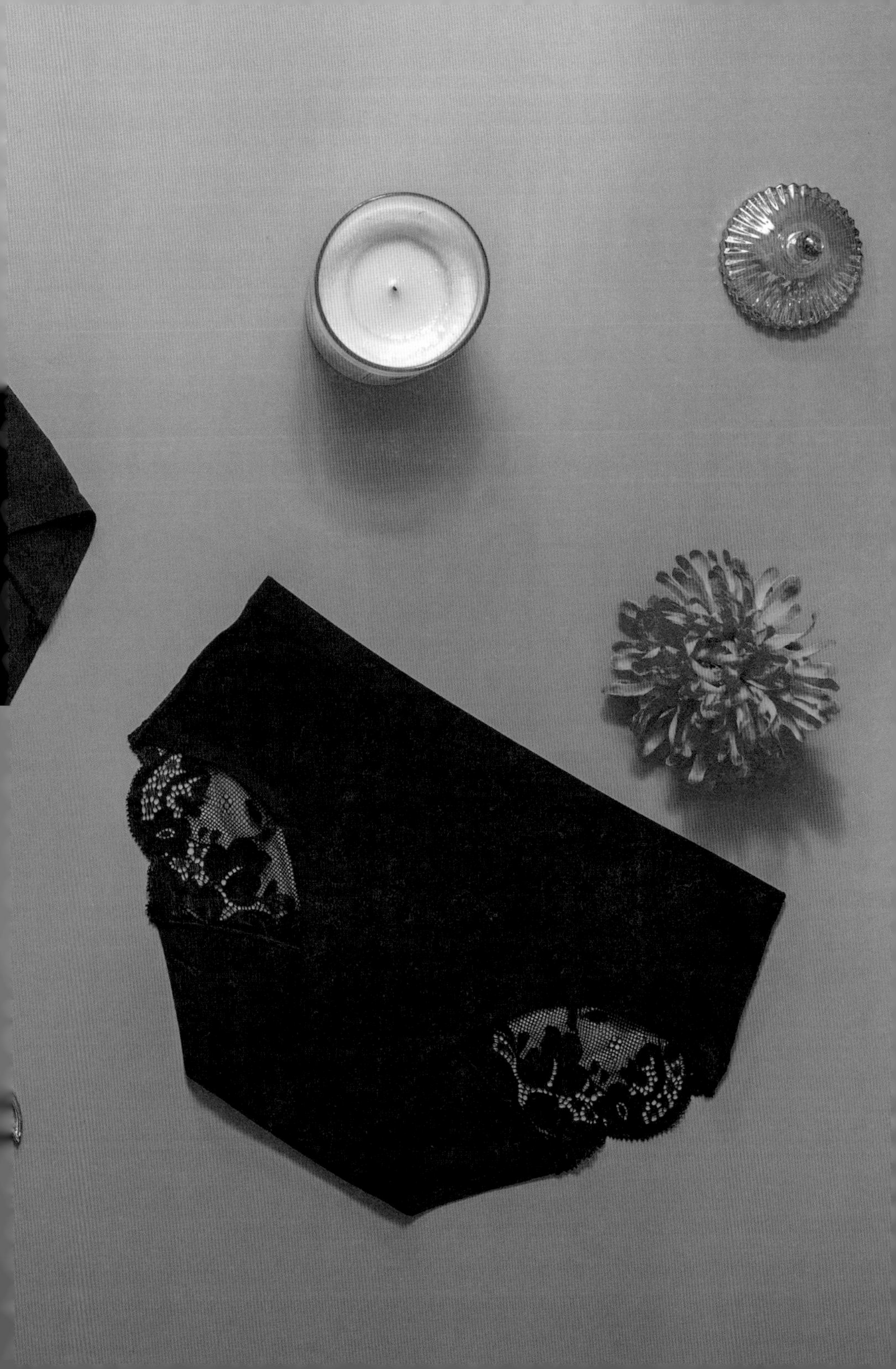

Chapter 4

生理を短くするムーンパンツ

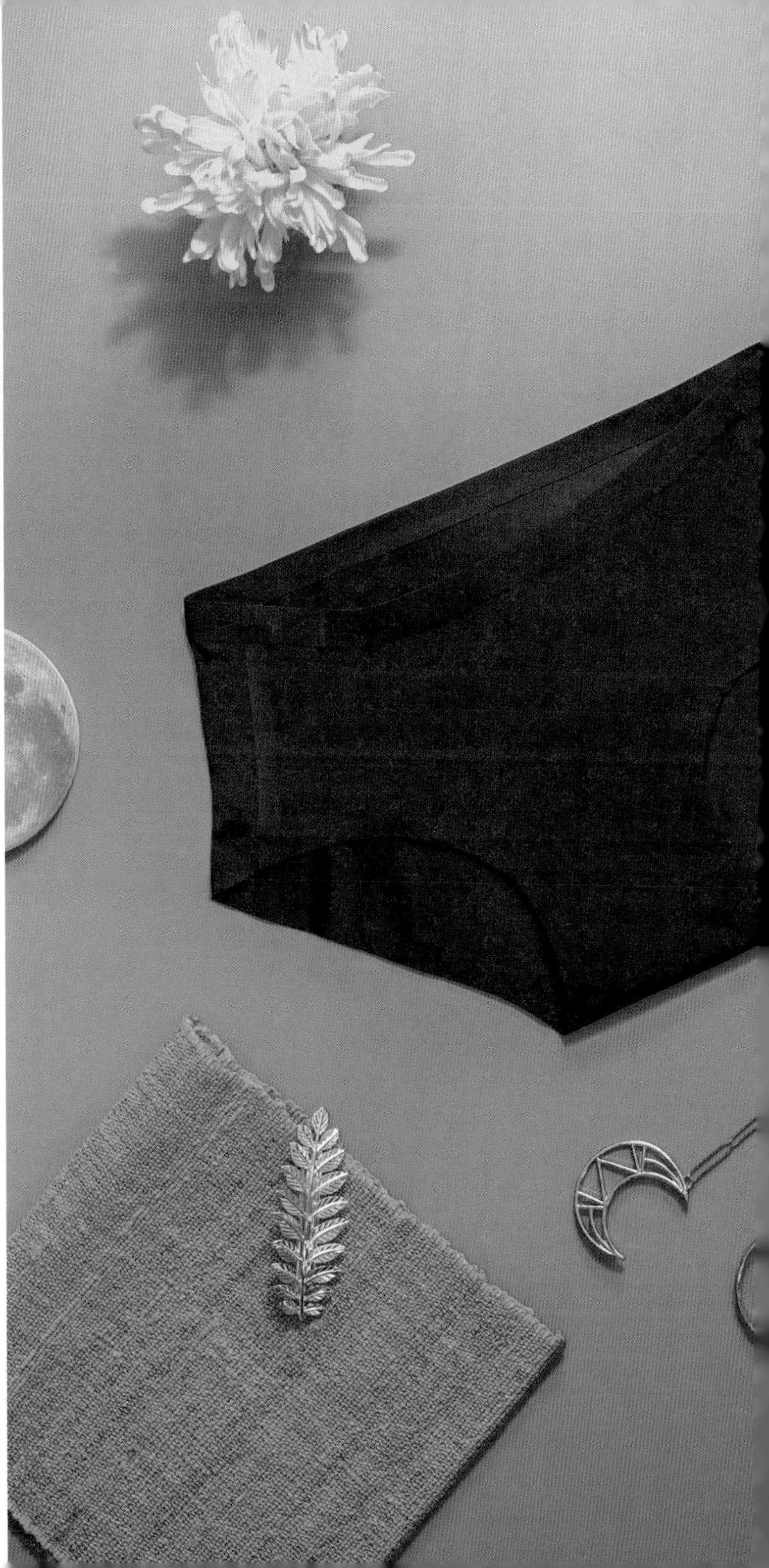

掲示板のガールズトーク

「月経カップのクラウドファンディングのフェイスブックグループを立ち上げたばかりの頃は、中心的なファンの人たちと個人的な悩みを共有し合い、とても密な交流をしていました。その関係は本当に特別なものでした」

婦人科系の病気やプライベートな性の話、そのどれもがまるで親友に相談するような内容で、フィオナとユアンイーはこっそり秘密を打ち明けられたような気持になったそうです。フェイスブックのコメント欄や電話で問い合わせ対応をしたり、展示会にも出店したりして、ふたりは直接お客さんと関わる機会が多くなっていきました。その時出会ったたくさんの人たちが、まるで昔からふたりを知っていたみたいに親しげに接してくれ、自分の生理のちょっとした愚痴や不安を率直に話してくれたのも嬉しい驚きでした。

「生理のとらえ方も本当に人それぞれで、月経カップの選び方ひとつにもその人の価値観があらわれたりします。しかし自分がなぜそれを選んだのか、どこを評価したのかを人に説明するのはなかなか難しいものです。生まれ育った家庭や周りの友達、それに暮らしている社会と価値観が合わないこともあるでしょう。私たちが出会った女性たちはそんなことも包み隠さず話してくれました。彼女たちはこのコミュニティにたどりついて初めて自分を解放することができたのです」

生理に関する研究の多くは、衛生面などの医学的内容や、経血のタブーについての否定的なイメージなどに着目しています。しかし当事者である女性が自分の身体をどのように受け止めているのかについても、もっとたくさんのことが話され、研究されるべきです。普段は生理なんて面倒だからなくなればいいと思っているのに、実際に生理が来ないと「疲れすぎているのかも」「冷たいものを食べすぎたかな」「暴飲暴食のせい？　それとも昼夜逆転生活がいけなかった？」と不安になったりします。婦人科系の病気の原因は複雑だと頭でわかってはいても「無理をして身体にダメージを与えてしまったのでは」と、自分を非難する理由を探してしまいます。一方で、経血の色や量に体調の変化がどう関係しているのかを感じて誰かと共有したい、と生理を楽しみにしている人もいます。このように生理期間に身体に起こる変化を注意深く観察している人たちは多く存在するのです。

女性たちが声をあげることで小さな変化があちこちで起こり、さらにメーカーの意思決定にも大きな影響を与えているとフィオナとユアンイーは言います。

「たくさんの小さな革命家に出会いました。彼女たちの周囲には無理解な人もたくさんいたでしょう。それでも勇気を持って自分の体験を話してくれたおかげで、生理コミュニティは活発になり、みんながお互いに深く理解し合うことができました」

フィオナはインターネット掲示板の女性板、ヴァネッサのブログ、それにフェイスブックファンページ「KiraKiraリトルタンポンクラブ」などのインターネット上の女性スペース文化について修士論文にまとめました。ネット住民の女性たちがガールズトークをするこれらの場には毎日のように「月経文」★が投稿されています。例えば、タンポンが身体に与える影響や、出し入れする時に手に経血がついてしまうのをどうすればいいか、公衆トイレに手洗い場がない場合、手についた経血をどうやってきれいにすればいいのかなどの質問が定期的にされています。これらの「月経文」に対しネット住民の女性たちは根気強く回答し、時には熱い討論をすることもあります。従来このような会話は身近な女性たちとトイレなどで交わすごく私的なものでした。しかしインターネットのおかげで時間や場所の制約がなくなり、たくさんの有益な情報が共有されるようになったのです。

フィオナは自分の身体や経験について女性たちと語り合うことを楽しんでいました。しかし月経カップのクラウドファンディングが達成されたらこの幸せな時間も終わりなのかと思うと、まるで心にぽっかり穴が開いてしまったようでした。このままみんなと一緒にこの空間に留まって好きなことを続けていたい……。2か月前にクラウドファンディングの終了が一度決まった時もとても悲しくなりましたが、思いがけず期限が延長され、ほっとしたことを思い出しました。しかし今度こそ本当にプロジェクトは終了してしまい、

★ ネットスラングで、日本の5ちゃんねるやX（Twitter）等で使われる「定期」に近い。過去の書き込みを調べずに投げかけられる「毎月のように現れる同じような投稿」を示す。ガールズトークにおける「月経文」はさらに「生理に関する投稿」をかけたダブル・ミーニングになっている

フィオナは落ち込みながら日々を過ごしていました。なんとなく気持がふさぎ、付き合っていた恋人ともうまくいかず別れることになってしまったのですが、さらに追い打ちをかけるように、別れた恋人の子どもを妊娠していることがわかったのです。

「すぐにヴァネッサに電話しました。彼女は落ち着いた声で次にどうすればいいかを全て教えてくれたんです。私は道ばたで携帯電話を握りしめ号泣していました」

師匠であり友人でもあるヴァネッサが寄り添ってくれたおかげで、フィオナは冷静になることができました。医師の診察によって、妊娠から49日以内であることがわかったため人工中絶薬を使い処置をしましたが、その後の診察で中絶が不完全だったことが判明し、全身麻酔下で中絶手術を行ないようやく妊娠を終わらせることができました。手術から1か月後には生理が再開するだろうと言われていましたが、フィオナはとても不安だったと言います。

「子どもの頃からずっと生理で悩んだことがなかったんです。周期は安定していたし、生理痛もありませんでした。だから生理はみんなが言うほど大したことじゃないと思っていたし、自分の生理を愛おしく思ったこともありませんでした。でも、もしこの先、生理がずっと戻って来なかったらどうしようって考えてしまって、本当に、すごく怖かったんです。私の身体は、私の人生はどうなってしまうんだろうって途方にくれていました」

そして1か月が過ぎ、彼女の生理は無事に戻ってきました。何事もなかったかのように身体が動きはじめ、やっと自分の生活を取り戻したフィオナはあらためて考えました。会社員に戻るか、それとも違う道を歩むべきか。台湾の繊維技術がめざましい進化を遂げている今、経血を吸収するショーツは新しい選択肢になりうるのではないかとヴァネッサが常々言っていたことをフィオナは思い出しました。しかしヴァネッサはKiraKiraの経営に忙しく開発に着手する余裕はないようでした。30歳目前のちょうど旧正月のこと、自分の行く道に悩んでいたフィオナにヴァネッサが声をかけ、ユアンイーといっしょに吸水ショーツの事業に取り組んではどうかと薦めてくれました。フィオナは決心します。

「伊伊《イーイー》（ユアンイーのあだ名）、一緒にやろう！ 今チャレンジしなかったらきっと後悔するよ！」

「GoMoond」を立ち上げる

2018年8月、フィオナとユアンイーは吸水ショーツのブランド「GoMoond」を立ち上げ、クラウドファンディングサイトで先行予約販売をしました。するとサイトをオープンして3日も経たないうちに、吸水ショーツ「ムーンパンツ」初回生産分の3500枚が瞬く間に完売してしまったのです。そんなムーンパンツは、一体どのように生まれたのでしょうか。

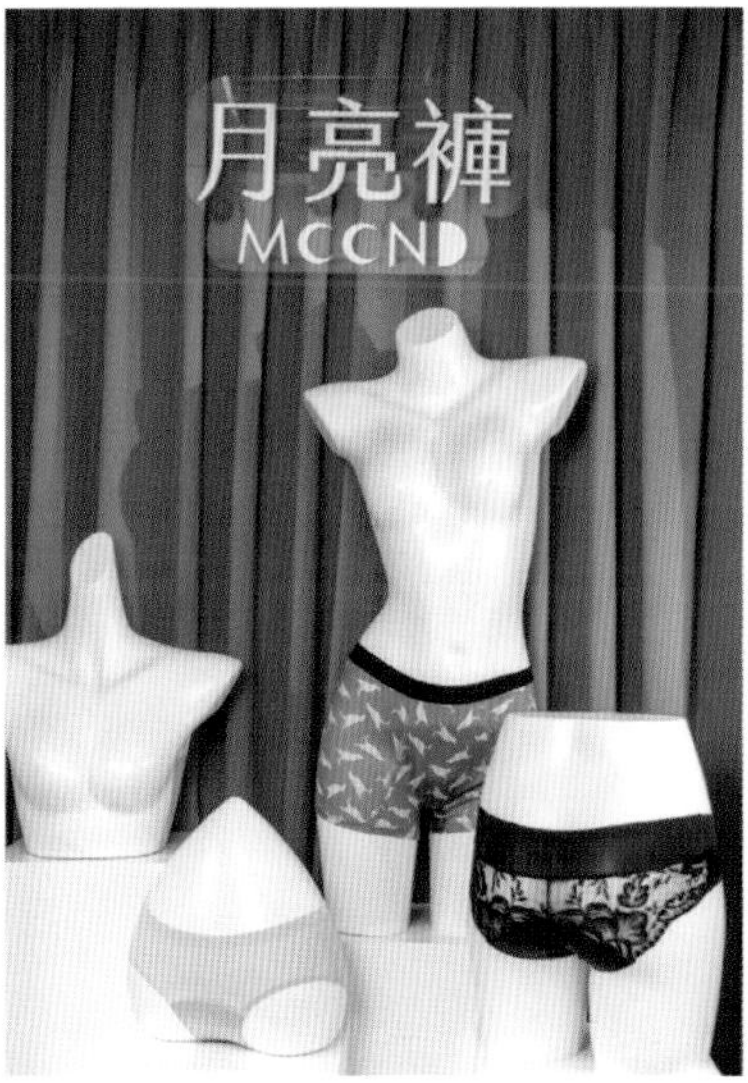

当時の台湾では米国製の「Thinx」という吸水ショーツが販売されていましたが、全く普及していなかったため、ショーツが生理用品になるなんてほとんど知られていませんでした。女性用のショーツといえば、素材は綿かシルクで通気性がよく肌触りは柔らかで、身体にフィットするものを思い浮かべるでしょう。生理中はこのショーツにナプキンかパンティーライナーをつけます。経血の量が多くてもれが気になる人は、お尻をすっぽり包み込む厚手のサニタリーショーツをはいたりします。そんな生理期を過ごしてきた女性たちが、経血のついたショーツを一日中はき続けることを想像できるでしょうか？　吸水ショーツはサニタリーショーツとは違います。サニタリーショーツは1層の生地でできていて水分を吸収しませんが、吸水ショーツは2層の生地の間に水分を吸収する層があり、そこで経血を閉じ込めます。すでに発売されていた海外ブランドの吸水ショーツは、吸水量の少なさにもかかわらず、生地が厚く通気性が悪いものでした。大半の人がこのショーツにさらにナプキンをつけて使うので、湿度の低い欧米ならともかく、高温多湿の台湾ではお世辞にも快適とは言えませんでした。

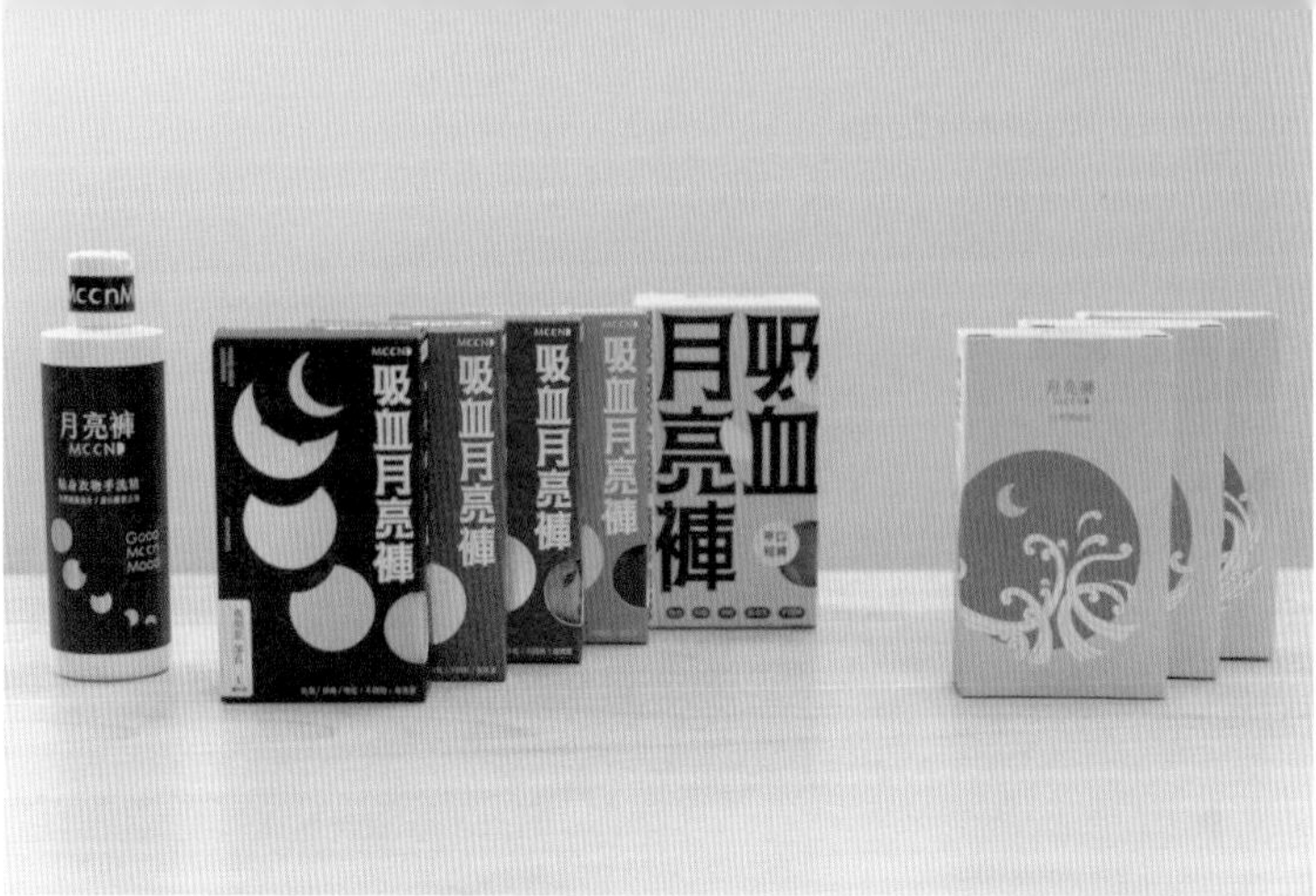

フィオナとユアンイーは台湾製の特殊機能付き生地で「世界一の吸水ショーツ」をつくることを目標に、テキスタイルの見本市に何度も足を運びました。繊維業者たちはふたりがサニタリーショーツをつくろうとしていると誤解し「後先考えずに生産しないほうがいい」と思いとどまらせようとしました。人気がなく売上げも年々減少している商品だということをよく知っていたからです。そんな業者たちを説得するため、これから私たちがつくろうとしている吸水ショーツはサニタリーショーツとは別もので、抗菌作用のある吸水層と防水層を備え、一日中快適にはき続けることができる特別な商品なんだ、とふたりは熱く語りました。しかし創業資金は潤沢でなかったため、はじめは特殊素材の生地をほんの少量ずつ仕入れて試作することにしたのです。

「デザインを担当することになり、最初は工業デザインのやり方で仕事を進めようとしました。しかし実際にできあがってきたものは私の想像とは全然違っていました。そもそも衣服のパーツがどうやって組み立てられているのかも、どうすればイメージを形にできるのかもわからず、全てが手探りでした。月経カップをつくった時は、多少手直しが入っても金型の技術者に渡した設計図とだいたい同じ寸法のサンプルができあがってきたのです。しかし繊維製品は事情が違いました」

服飾に関しては全くの素人であるユアンイーは、繊維の加工の種類や図面の書き方も何もわからず、図面から仕上がりをイメージすることもできませんでした。さらに図面の上では完璧に見えても、パターンを起こしてもらうと手直しが必要だとわかるのです。サンプルができあがってきて初めて、パタンナーとのイメージの違いに気付くこともしょっちゅうでした。吸水ショーツは普通のショーツにただ機能を付け加えればいいというわけではありません。そのため素材も型紙も複雑で、ただでさえ未経験の分野で四苦八苦しているユアンイーがこの仕事に慣れるまでにはかなり時間がかかりました。それでもパタンナーが設計図をもとにつくってくれた型紙とサンプルを見比べながらやりとりを何度もするうちに、ユアンイーはショーツの構造を少しずつ理解していったのです。

「夜用の大きいサイズは、お尻側の吸水層の生地をレギュラーサイズより大きくするために、細かい調整をたくさん行なう必要がありました。最初は単純に、レギュラーよりハイ

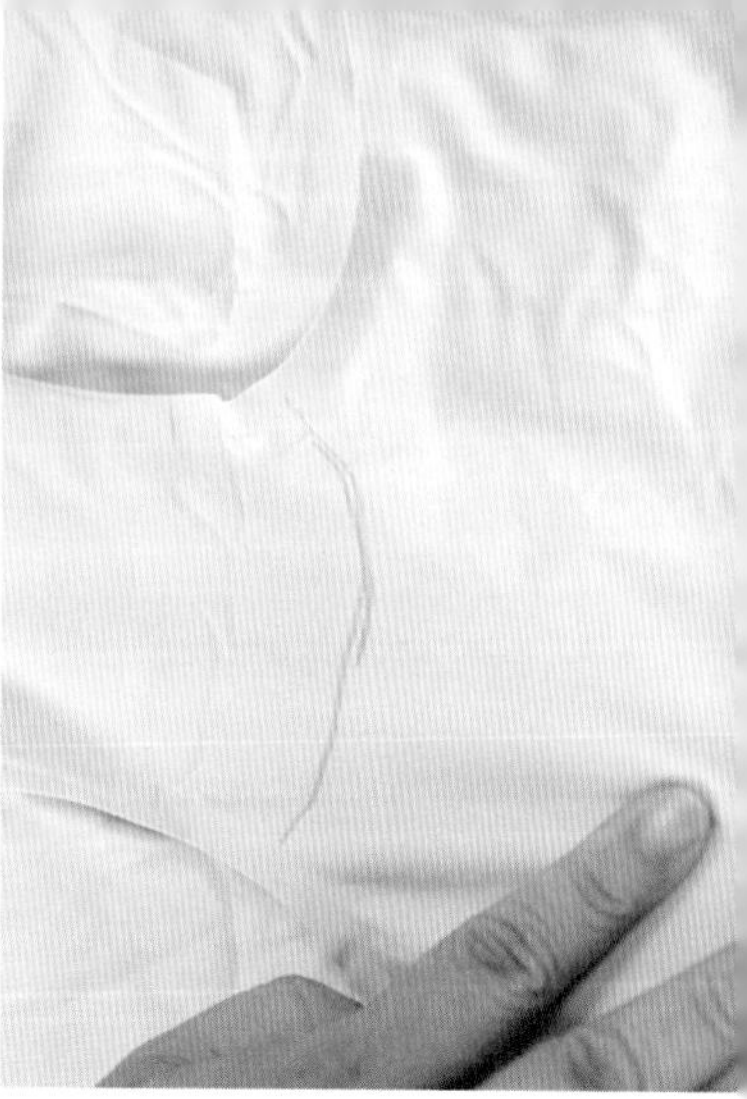

ウエストにしてお尻側の生地を大きくすればいいと考えていました。そして実際にできあがったサンプルも、指示通りにウエスト位置は高く吸収範囲も広くなっていました。これでいいんじゃない？　と一度は満足したのですが、実際に試着をし、立ったりしゃがんだりすると思うように身体にフィットしません。型紙を何度も修正しましたが、お尻側の吸水素材には伸縮性がないため、どうしても生地が突っ張ってしまうのです。それでも足を動かしてみると、お尻のカーブからショーツが浮き上がり隙間ができてしまいました」

　型紙をつくる時も、人間が身につけ動くことをイメージする必要があるのです。そこでユアンイーは自分の経験不足をカバーするために、一般的なショーツを買ってきて布地に直接線を引き、寸法や加えたい機能の指示を書き込んでパタンナーに渡しました。そして細かい調整を何度も繰り返し、ようやく最終的な設計図ができあがったのです。少量ずつ仕入れた生地でショーツのサンプルを1枚つくっては、ふたりで交互に試しばきをしました。そして感想を共有しながら生地やパターンを見直し、50回以上も試作を繰り返しました。最終的にふたりが選んだのは、透湿性に優れ登山用のジャケットにも使用されている非常に高価な生地でした。お金がなさすぎて同じパンツをはくはめになった、とふたりは笑いながら当時を振り返ります。理想の吸水ショーツのために必死だった経験が、さらにふたりの友情を深めました。

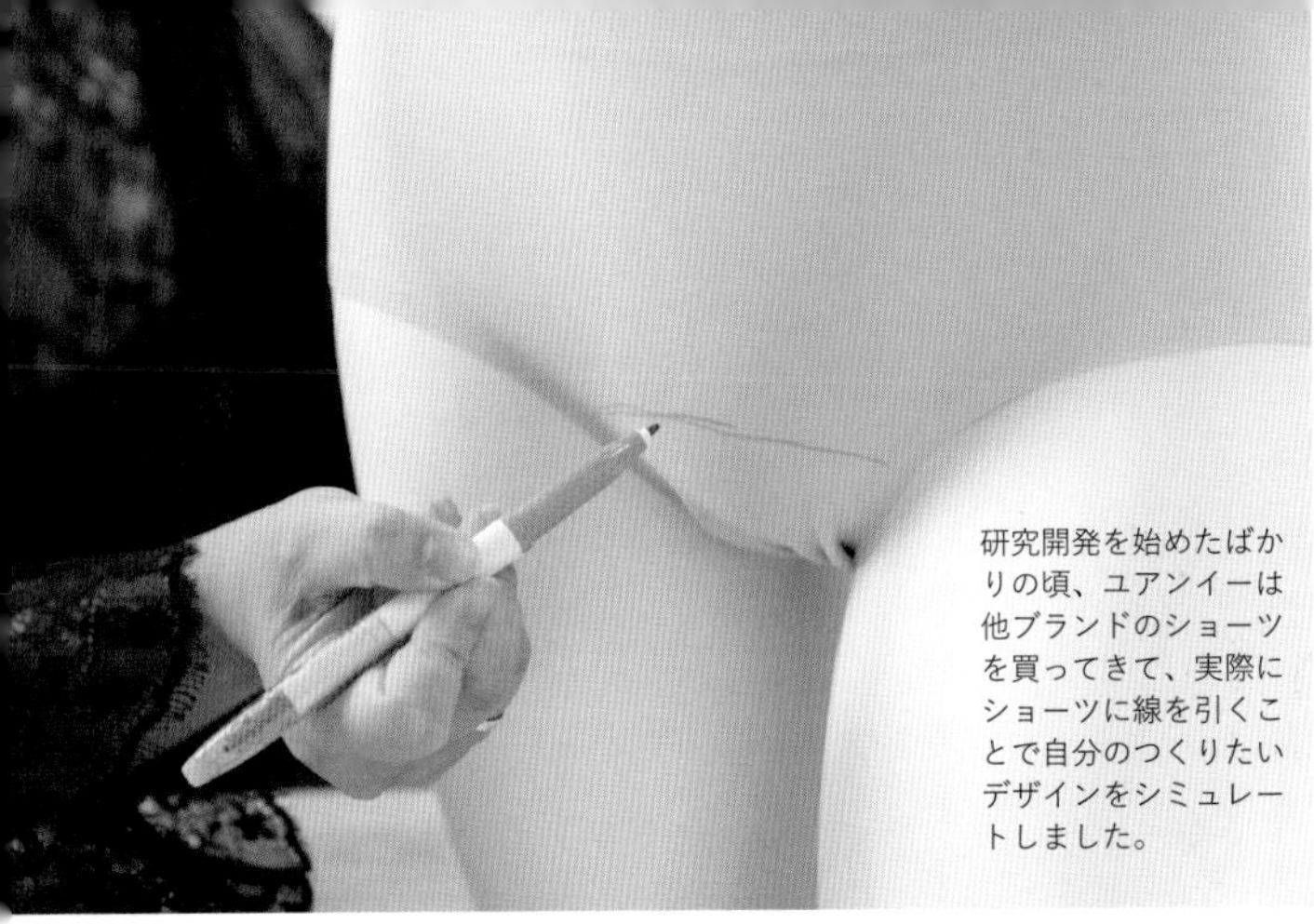
研究開発を始めたばかりの頃、ユアンイーは他ブランドのショーツを買ってきて、実際にショーツに線を引くことで自分のつくりたいデザインをシミュレートしました。

肌に触れる生地と、その下の吸水層と防水層がずれないように縫製するのも一苦労でした。ユアンイーたちが開発に乗り出した当初、海外にも吸水ショーツのブランドはありましたが、ある商品は吸収力をアピールしていたにもかかわらず防水層に縫い目があったため、そこから経血が染みだし外もれの原因になっていました。ムーンパンツは中間層にあたる防水層を縫わずに巻き込むことでこの問題を解決し、さらにこの「巻き込み式もれ防止法」の特許を取得しました。しかし台湾の縫製工場は続々と海外に移転してしまっていて、量産できる工場は見つかりませんでした。そこで全ての材料を一度中国の工場に送り、この巻き込み式の部分を加工してもらった後ふたたび台湾に送り返してもらい、残りの部分を完成させました。高価な生地のほか関税と輸送費もかかったため、初代のムーンパンツは生産コストがとても高くついてしまいました。その後、GoMoondは地道に改良を重ねていきます。新たな縫製方法を開発、特許申請をし、さらに製造を引き受けてくれる国内の工場を見つけ、のちに名実ともにメイド・イン台湾の吸水ショーツを完成させたのです。

これまで零細メーカーは、小さな事務所を構えそこで工場との連絡から商品の出荷まで全てを行なっていました。KiraKiraのような中小企業は、海外の工場へのオーダーやルート

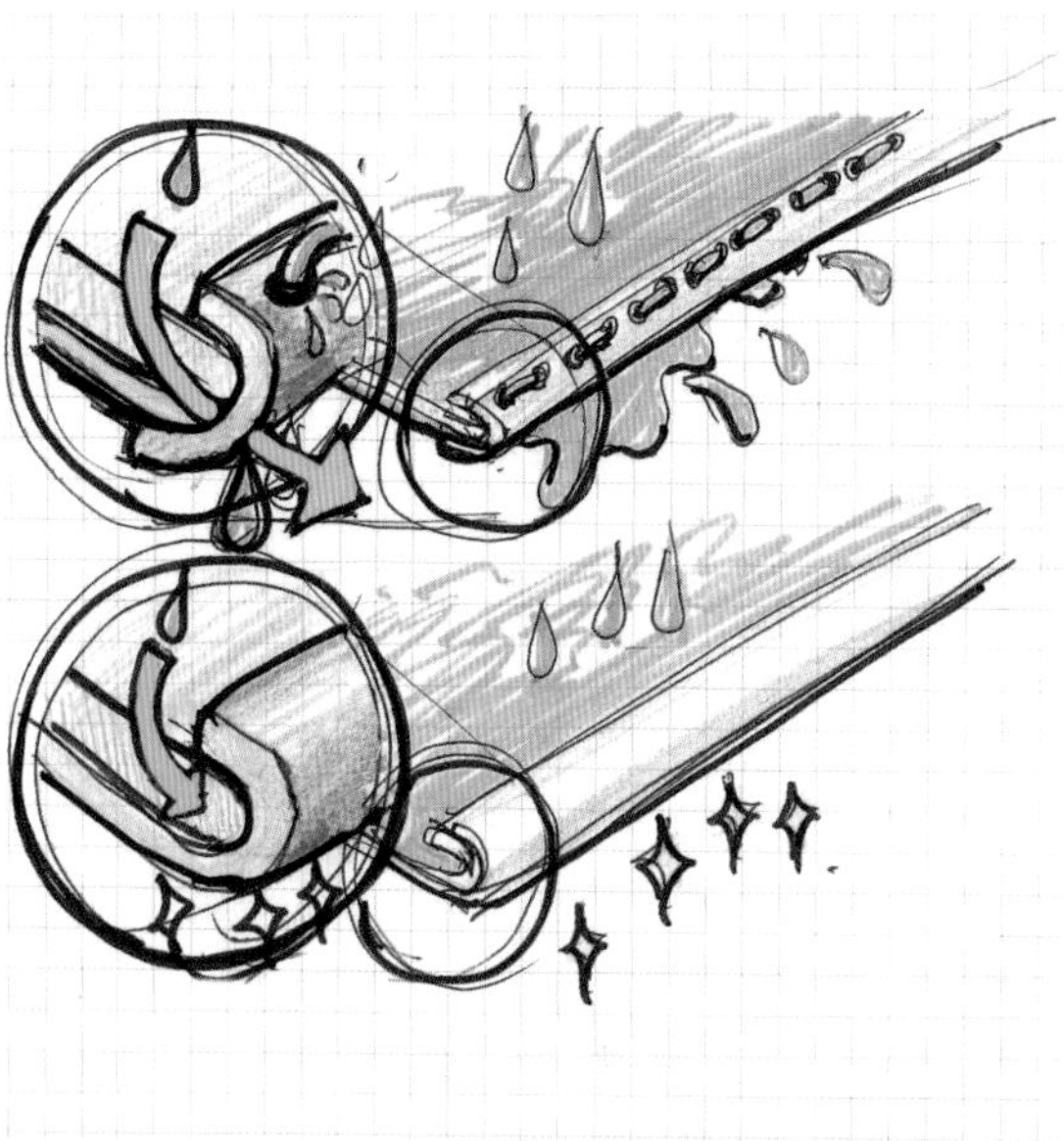

ユアンイーは経血もれの問題を解決するために、防水層を巻き込む特別な方法を発明しました。これにより、外もれを減らすことができます。図はユアンイーによる手描きのスケッチと、後につくられた正式な解説図（左頁）。

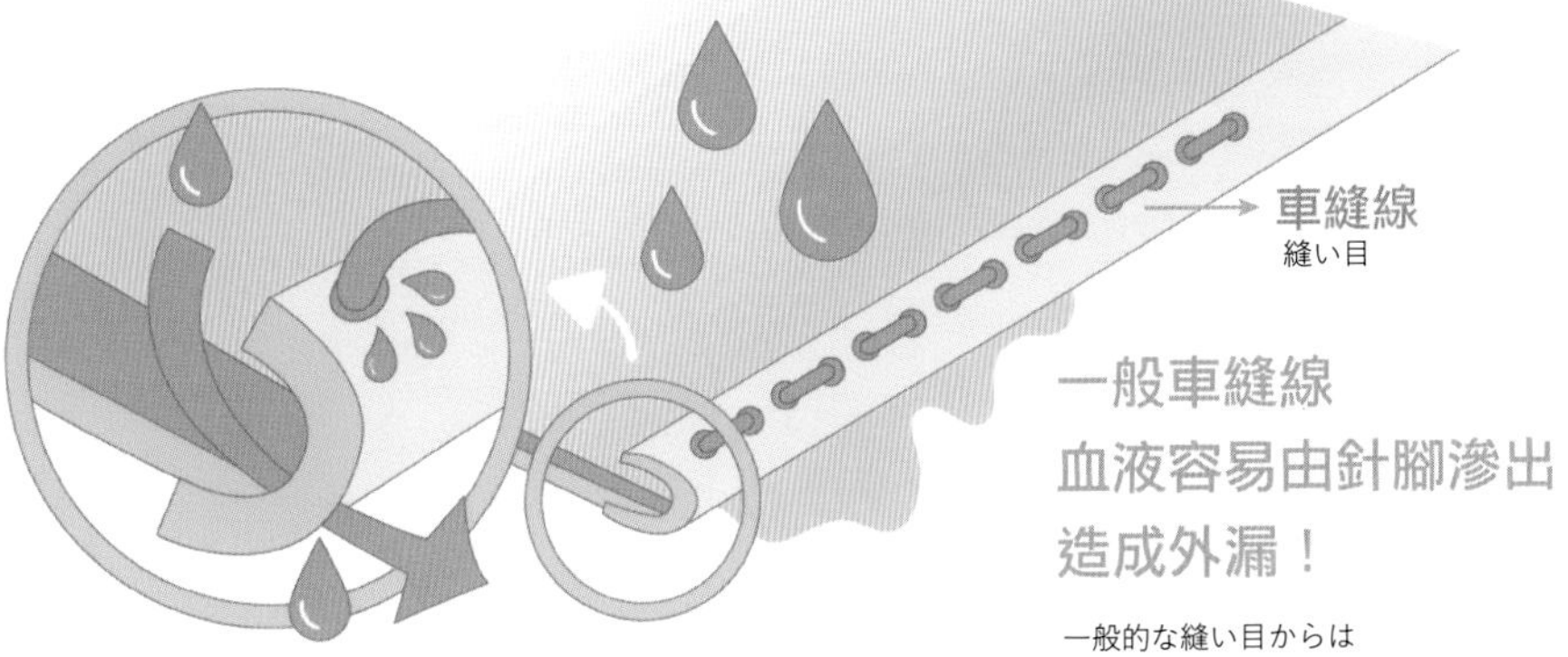

一般車縫線
血液容易由針腳滲出
造成外漏！

一般的な縫い目からは
経血が簡単に染みだし、
もれの原因になります！

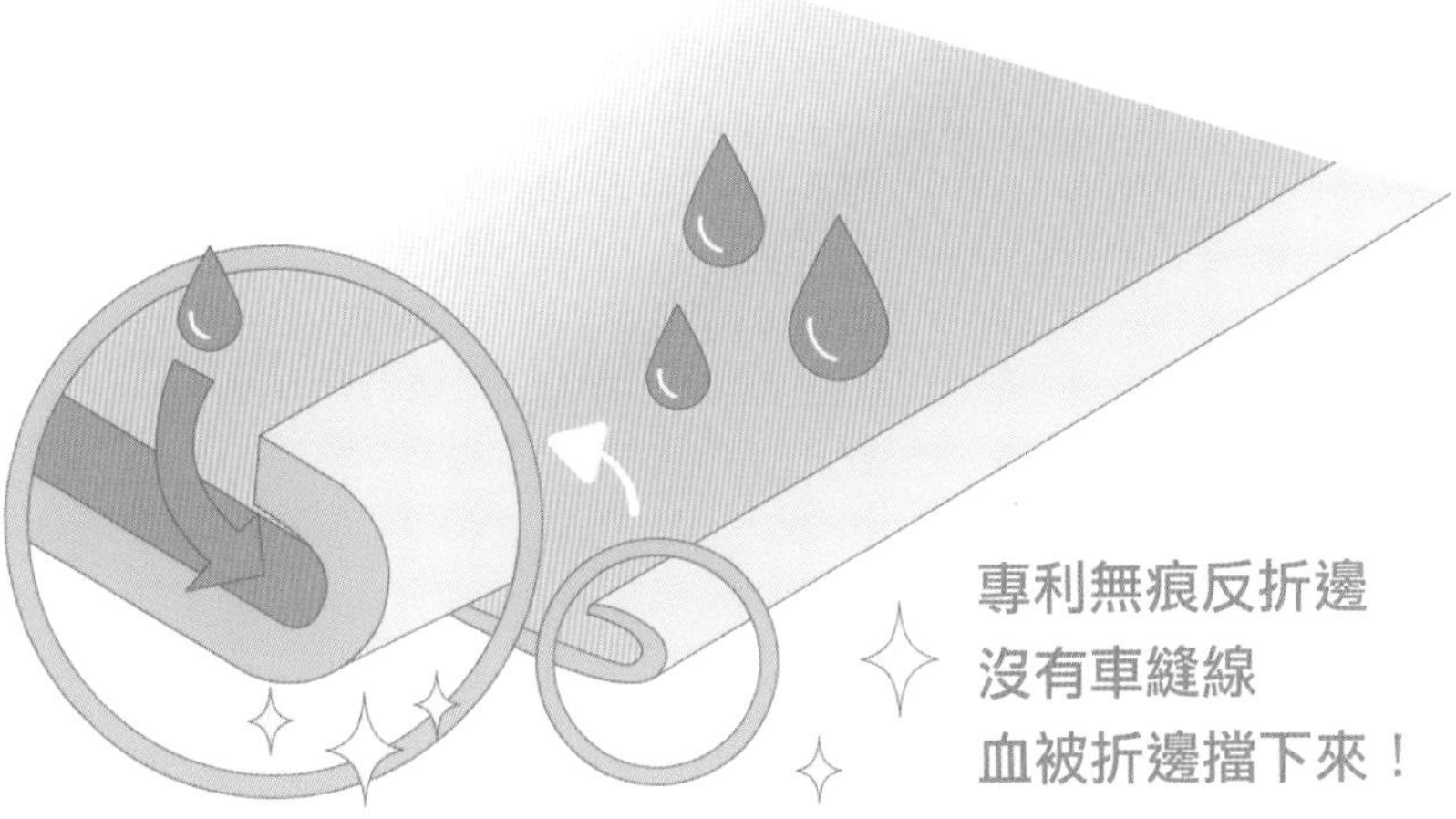

專利無痕反折邊
沒有車縫線
血被折邊擋下來！

特許を取得した縫い目のない
「巻き込み式もれ防止法」が、
経血のもれをブロック！

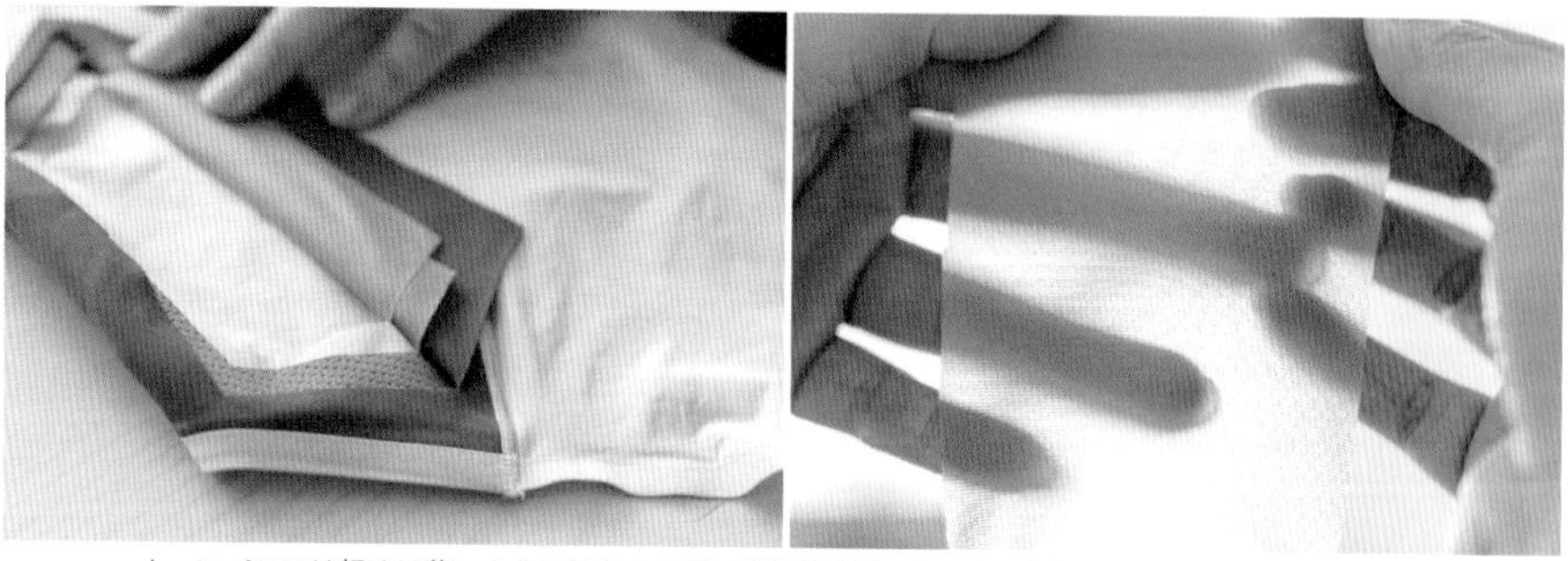

ムーンパンツは軽くて薄いように見えますが、機能性素材による肌に触れる層、吸水層、防水層からなる三〜四層から構成されています。中でも防水層はセミの羽のような、透明の素材でできています。

営業、オンラインショップの運用もしています。しかしGoMoondは企業化経営を採用し、ブランドを立ち上げた翌年の2019年からは海外展開に乗り出しました。日本の代理店と協力し、新宿伊勢丹や大丸百貨店、それにロフトや蔦屋書店などの店頭でムーンパンツの販売を始めたのです。当時、日本にはまだ吸水ショーツのブランドがなかったので、GoMoondは市場の主導権を手に入れただけでなく、たくさんの高評価も受けました。さらにその様子は日本のメーカーにもチャンスを感じさせ、のちにユニクロがエアリズムシリーズから手ごろな価格帯の吸水ショーツをリリースします。そして今度は日本で起きた吸水ショーツブームが逆輸入され、台湾のユニクロでも吸水ショーツを買えるようになりました。

消費者のための月経教育

新しい生理用品を買う時、私たちは少なからずその商品に期待しています。生理中ずっと使えて、しかも経血が多い時期にも安心できる商品だったらいいな、と考えますが、それはかな

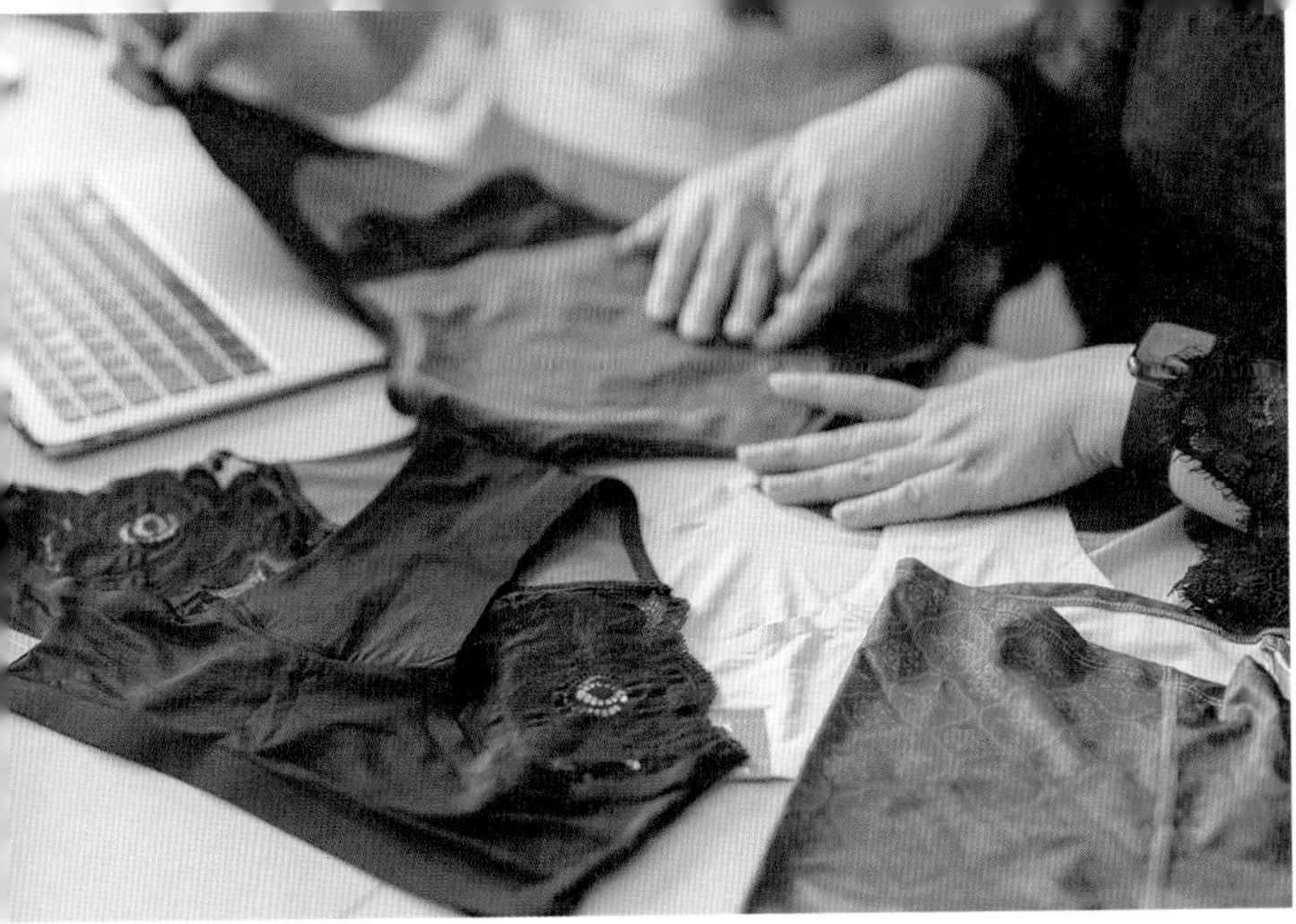

えられることのない願望のようなものです。現実には、生理の状態に合わせて複数のアイテムを使い分け、経血が最も多い時期はもれや失敗を防ぐために何重にも対策をすることがほとんどです。経血は自分の意志でコントロールできません。座っている時にはまったく出ていなかったのに、立ち上がった瞬間にドバッと流れ出すのを感じることもあれば、5日目にほんの数滴しか出なかったから生理が終わったかなと思っていたら、翌日また出てきたというように、一人ひとりの状態によって対処法は変わります。そのため、これひとつで万能、という生理用品はなく、そのつどアイテムや組み合わせを考えなければならないのです。

ヴァネッサは、生理用品には段階があると考えています。まずは単品で使うこと、その次にいくつかの商品を組み合わせて使うことです。経血量の多い数日間は、複数の生理用品を組み合わせることでもれを防ぐことができます。さらに上の段階は当日のスケジュールに臨機応変に合わせることです。経血量の多い日に家にいるのか学校で体育の授業があるのかで、使用するアイテムはまったく違ってくるでしょう。メーカーはこの段階を踏まえもっと大胆に商品開発をするべきだし、消費者は生理中の生活の質を高めようとする勇気を持つべきだとヴァネッサは言います。

「生活のシーンに応じて、私たちは100パターンもの生理用品の組み合わせをつくりだせるでしょう。その中にはまだ発明されていない商品もあれば、すでに存在しているのに心理的なハードルのせいで試すことができていないアイテムもあるはずです」

消費者の心理的な壁を打ち破ることは、すべての生理用品開発者にとっての課題です。吸水ショーツは挿入タイプの生理用品と比べて消費者の抵抗感は少ないかもしれませんが、はたしてスムーズに受け入れられるのでしょうか。フィオナはこう話します。

「これまでにないカテゴリーの商品を開発する時、消費者教育にかかるコストはとても高くつきます。家電や通信機器のように『最新の機能が搭載されたすばらしい商品です』と言えばいいわけでもありません」

吸水ショーツは衣類に分類され、自分の陰部や経血に直接手で触れることはありません。しかしタンポンや月経カップと組み合わせて使うことを想定すれば、消費者はそれらの使い方を正しく知る必要があります。つまりGoMoondはこれまでさまざまな生理用品メーカーが負ってきた月経教育のコストを同じだけかける必要があるのです。

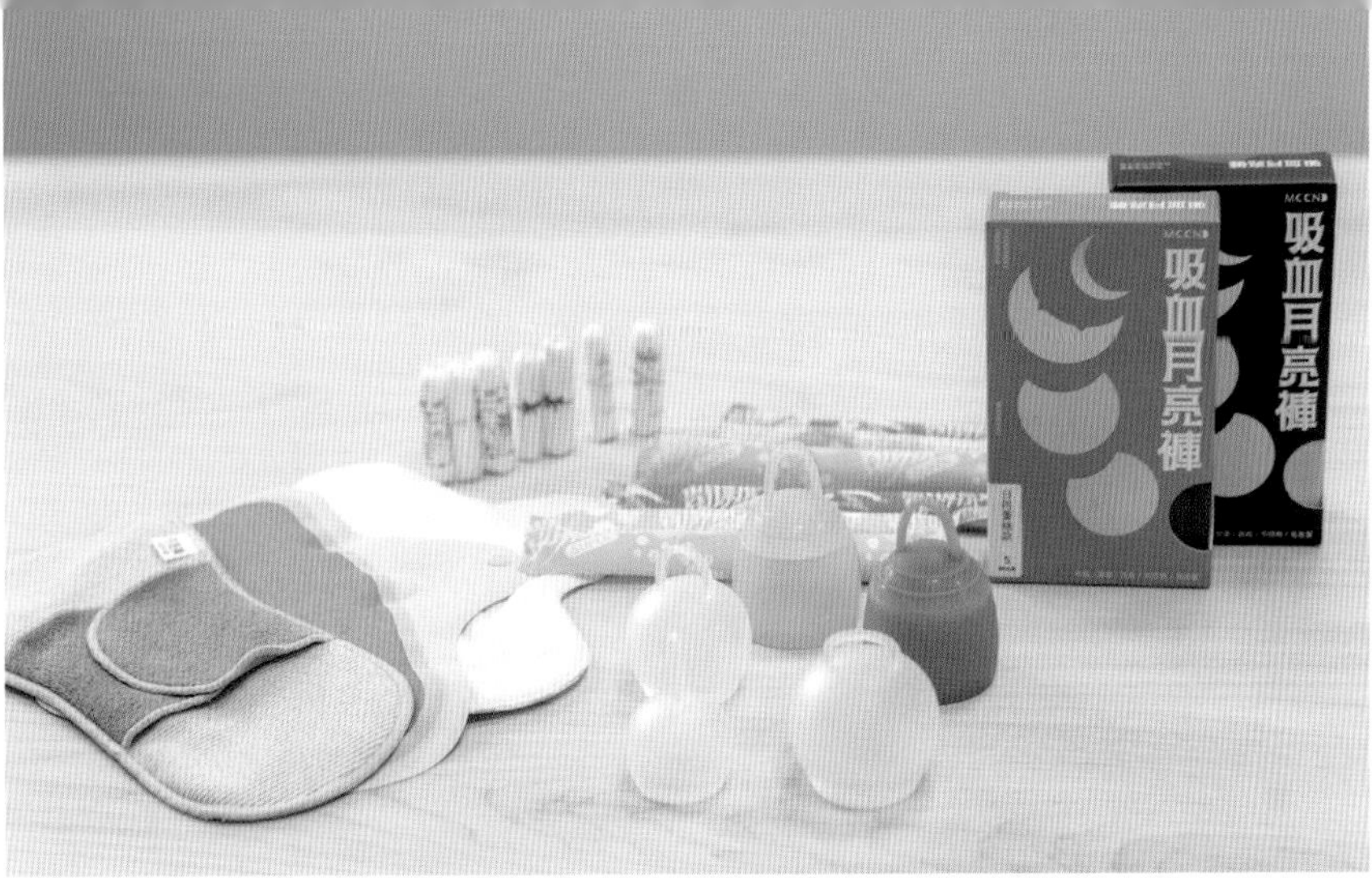

ムーンパンツは挿入タイプの生理用品ではありませんが、組み合わせて使うことのできるアイテムが多いため、GoMoondは月経教育に多くのエネルギーを投じました。とても大変な道のりでしたが、タンポンの暗黒時代を経験したユアンイーとフィオナは、現在の台湾生理用品市場のもつ多様性を誇りに思っています。

「そもそも生理用品には、経血の処理にまつわるさまざまな抵抗感だけでなく、自分自身の身体に対するイメージや制限、それに拒絶がついて回ります。丸一日経血と付き合い、洗ってきれいにしなければなりませんし、自分の陰部に触れたり、あるいは膣の中に指を入れて経血に触らなければならないとなると、消費者は強い不安を感じるでしょう。しかし私たちが粘り強く説明することで、自分の生活習慣を少し変えてみたいと思ってもらえるかもしれません。投資家は、人口の半分が女性だという理由だけで生理用品市場にビジネスチャンスがあり簡単に稼げると考えますが、それは間違っています。私たちはほかのメーカーと違い、女性たちが生理期間を楽しく過ごすことに焦点を当てたことで、大きな市場を勝ち取りました」

GoMoond創業当時のブランド名は「望月《ワンユエ》女《ニュウ》子《ヅ》谷《グー》慕慕《ムームー》」＝「毎月の生理の訪れを楽しみに待つ女の子」という意味が込められています。生理用品業界で起業した彼女たちの願いは、全ての女性が生理をつらいと感じることなく、いつもと同じ生活を送り、さらに幸せな気分で過ごすことです。月経は3、40年のあいだ周期的におとずれ、女性の一生に大きな影響を及ぼします。それは「妊娠していない期間」ではないし、厄介な災難でもありません。生理用品業界で起業するなら、生理と女性の生活を真正面から見つめ、よりよい方法を貪欲に探すべきなのです。

隠れ生理期間

経血のもれを防ぐことに大変な労力を割いているせいで、女性たちは生理中にいつも不安で不自由な感覚に陥っています。生理が来そうなだいたいの時期を予測し、あらかじめショーツにナプキンをあてておきます。経血が最も多くなる2日目、3日目には厚みと長さが最大のナプキンを使い、カバー力のあるサニタリーショーツをはくことでもれを防止します。しかし最初の経血が流れ出るまさにその瞬間を正確に予測することは誰もできません。そんな時、あなたはどう対処していますか？　パンティーライナーを使い、動いてもずれにくいロング丈のショーツをはく？　それとも外出をなるべく避け、「来た」と感じた瞬間にトイレに駆け込む？　シーツや服に経血が付かないように神経をとがらせ、他人に生理であることを知られないように気を遣うこの期間が生理を数日延長します。生理が来るのをおそるおそる待つこの「隠れ生理期間」が女性の生活の質を下げているのです。この時期には例えばタンポンを使うことで不安を減らすことができます。タンポンは経血がドバッと流れ出るのを防ぎ、万が一もれたとしても衣服にできるしみが小さくて済むからです。しかしタンポンも完璧ではありません。膣に挿入することで理論上は経血が外にもれ出すのを防ぎますが、膣は斜め四五度に傾いており、さらに人によってその形状はバラバラです。またタンポンもブランドによって吸収体の形が異なっているので、正しく使っていても経血がもれてしまう人がいます。その場合は、思い切って他のブランドの商品に変えてみる、あるいは今自分が持っているアイテムを組み合わせるなどの新たな対策が必要になります。そこで吸水ショーツの出番です。防水層がタンポンの代わりに最後の防衛線になってくれますし、ナプキンユーザーはショーツにナプキンをセットする必要がなくなります。ムーンパンツは最高レベルの吸収量を備えているわけではなく、経血を見ずに済む、あるいは完全に経血のにおいを感じずに済む商品でもありませんが、この「隠れ生理期間」という困りごとを解決するには最適なのです。

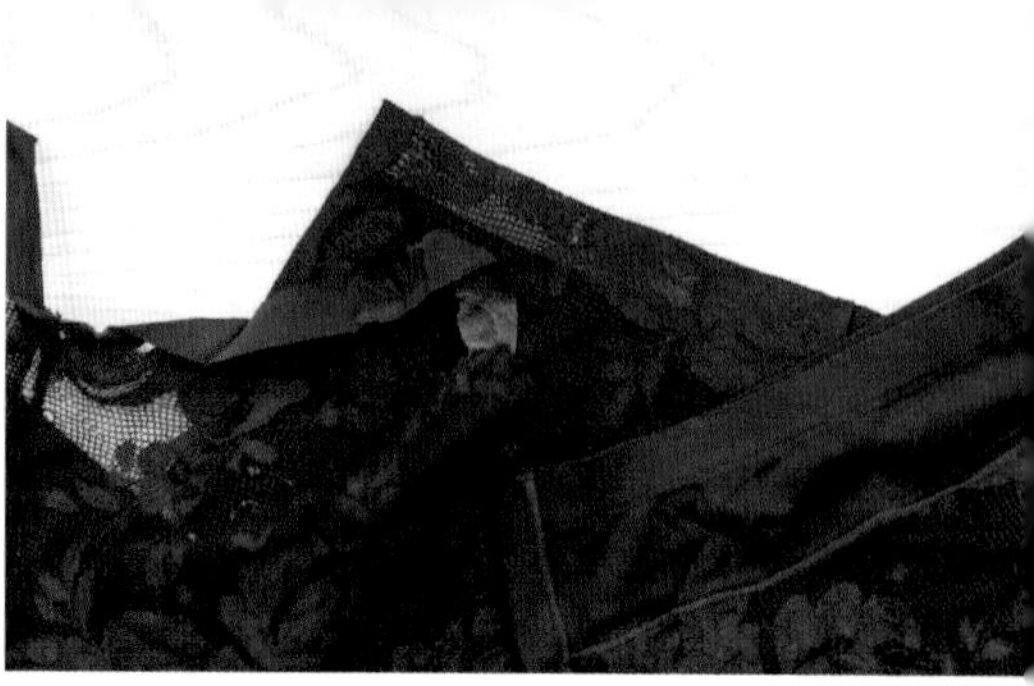

創業資金に限りがあったため、初代ムーンパンツのカラー展開はブラック1色だけでした。淡い色と濃い色では、濃い色のほうが受け入れられやすいだろうとふたりは考えたのです。最初の工場へのオーダーは、カラーパターンがひとつに、デザインパターンがふたつ、それぞれ2サイズ展開でした。ふたりはムーンパンツを消費者の日常生活に組み込みたいと考え、夜用安心型のほかにレースをあしらったデザインを用意しました。

「生理中もいつもと同じ生活を」はGoMoondの創業理念です。普通のショーツと同じように好きな柄やデザインを選び、洗濯して引き出しにしまう、使い捨ての消耗品ではなく毎日着る服と同じ必需品にしたかったのです。ユアンイーはカラー選びについてこう語ります。

「淡い色が好きな人や自分の経血を観察したい人でも、ブラックのショーツなら妥協して受け入れてくれるでしょう。でも逆に自分の経血を見たくない人は絶対に白いショーツは選ばないと思います。まずブラックから始めることにしたのは、市場で受け入れられやすい色であること、経血が見えにくく、吸収されてなくなっていくような感覚になり、もれ出す不安を感じさせないためです」

生理用品の設計には、開発者自身の生理期が反映されるとユアンイーは話します。GoMoondを立ち上げたふたりの経血量は多くなく、生理期間の大半を吸水ショーツだけで過ごすことができます。多い日でもタンポンや月経カップを併用すれば不安はありません。しかしもともと経血量が多い人の場合、吸水ショーツを長時間はき続けていると、

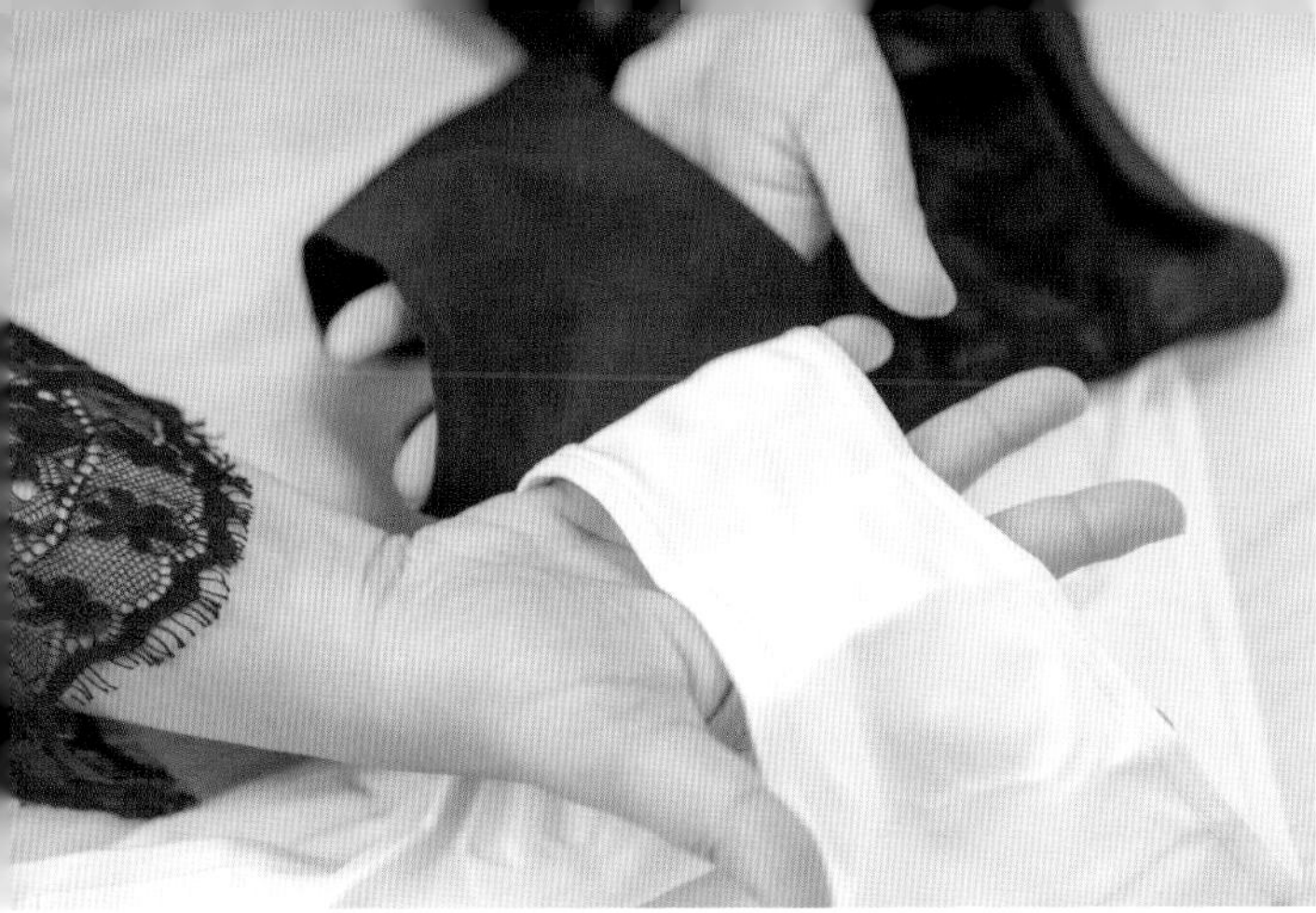

生地の横から経血がもれ出てしまう恐れがあります。そのため吸水層が溢れるタイミングを判断しなければならず、そんな人にとってクロッチ部分の黒い色は経血を見えなくしてしまい、逆に不便だったのです。ブランドのイメージカラーを紫にしたいと考えていたユアンイーとフィオナは、クロッチ部分にも紫色の生地を使うことにしました。色が淡くなったことで経血の吸収範囲を一目で把握できるようになりました。ちょうどナプキンを使っている時に、経血が縁のぎりぎりのところまで広がっていれば、替え時だとわかるのと同じ原理です。

「初代のムーンパンツをリリースした後、自分の経血量が目で見てわからないという問い合わせが相次ぎました。交換のタイミングを知るために経血量を確認したいというだけではなく、自分の健康状態を把握するために経血

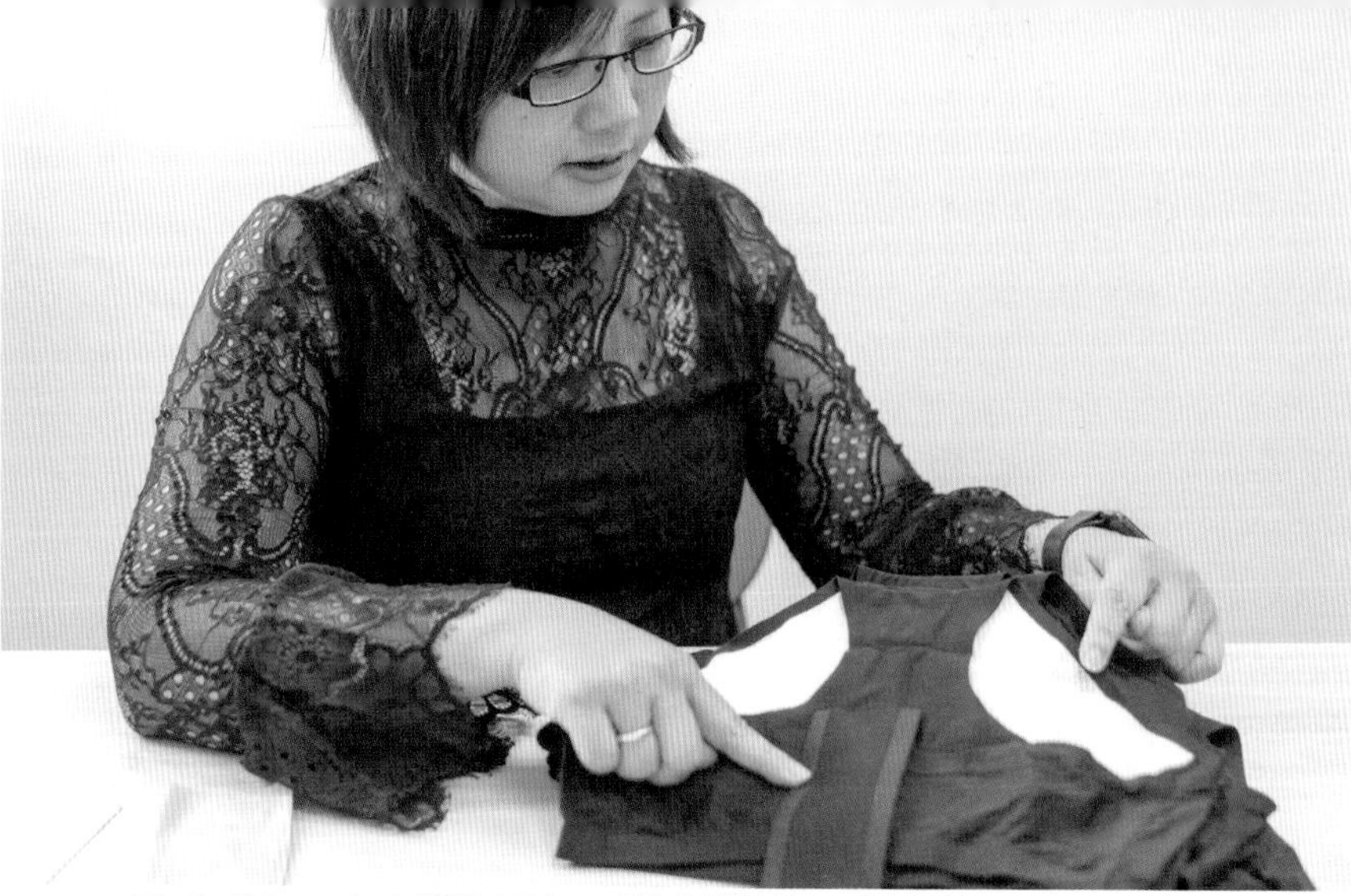

ユアンイーはムーンパンツが誕生するまでの試作品を順を追って見せながら、なぜクロッチ部分が黒ではなく、現在のような深紫色になったのかを説明してくれました。もれを防止するだけでなく、自分の健康状態を知るために自分の経血を観察する人にとっては、この色の方が便利なのです。

を観察したいと考えている人が大勢いることもわかりました。吸水ショーツは月経カップと違って直接経血を見ることはできません。経血中の水分は吸収され、血の塊がショーツの上に残ります。乾燥するとこんなふうになるのか、と不思議な感じもします」

経血の観察を通して、自分の身体に備わっている機能についてあらためて認識を深めることもまた生理の面白さかもしれません。

2代目のムーンパンツは、基本のデザインを改良しただけでなく、サイズ展開を2サイズから6サイズまで広げました。その後もラインナップを増やし、さまざまな商品をリリースしていきます。レース、ハイ

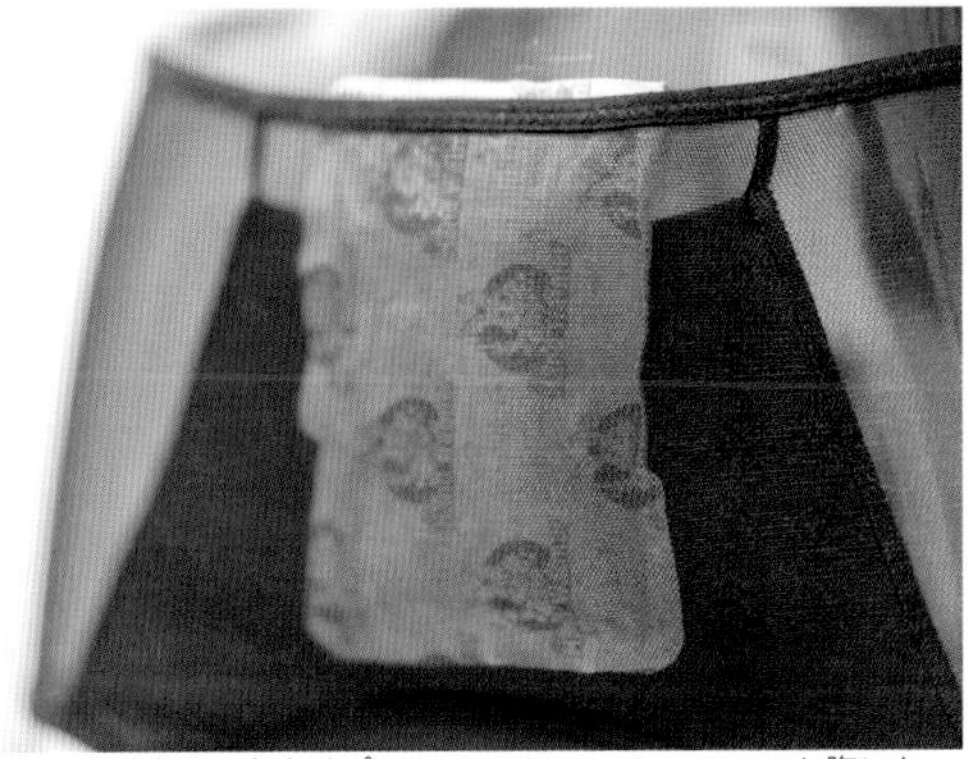

ハイウェストタイプのムーンパンツ。ショーツのお腹にあたる部分に、カイロを入れるためのポケットを付けました。多くの人が感じる生理中の不快症状を考慮した商品です。

ウエスト、ロング丈のスポーツタイプに通気性がよく涼しいメッシュタイプ、おへその下にカイロを入れるポケットつき……。また、いわゆる女性向けのイメージにとらわれることなく、誰もが自分に合った商品を選べるようにユニセックスカラーを採用するなど、様々な選択肢を用意しました。

「TAIWAN BAR」の代表的なキャラクター「BEERU FRIENDS」のデザインや、「印花楽inBloom」の「タイワンハッカチョウ柄」「ベゴニア柄」を使ったトランクスタイプの商品もその例です。サンリオともコラボレーションし「ハローキティ」「リトルツインスターズ」「アグレッシブ烈子」のデザインのムーンパンツもリリースしました。有名なキャラクターを採用することで、GoMoondをさらに知ってもらうことが狙いです。吸水ショーツも普通のショーツと同じように好きなものを選べたら嬉しいですよね。

青い液体とイライラの正体

生理用品の広告といえば、多くの人はこんなテレビコマーシャルを思い浮かべるのではないでしょうか。

❶ 昼用―白のスキニーパンツをさっそうと着こなした格好よくて美しい女性が友人と遊びに出かけるが、彼女が生理中

であることに誰も気付いていない。ナプキンの上には青色の液体がなみなみと注がれ、商品の吸収力をアピール。

❷ 夜用─就寝中の女性が寝返りを打つ。どうやら経血もれが心配で寝たり起きたりを繰り返しているようだ。時には真夜中にとび起き、慌ててトイレへ駆け込んだりもする。しかしサイズの大きな夜用ナプキンに変えたことで、吸収力と包み込まれる感じが強化され、女性はひと晩中ぐっすり眠る。

このふたつのコマーシャルの脚本が表現しているのは「女性が衣服や寝具を汚さずに済む」ことの喜びです。経血が流れ出した瞬間、生理用品がしっかり吸収してくれるおかげで、女性は汚れた衣服や寝具を見ずに済むし、ほかの誰かに見られることもありません。よけいな洗濯の手間が省け、生理中の心理的な負担が軽くなり、彼女たちは本当にやりたいことに集中できるのです。メーカーはお金をかけてこのような広告をつくり、活動的に外の世界へ飛び出すように女性の意識に働きかけています。

しかし、このように美化されたストーリーを何度もアピールすることで、生理期間の本当の実態が見えにくくなってしまいます。フィオナとユアンイーは市場動向を調査し、コマーシャルに描かれる女性の野外活動がそれほど活発ではないことに気付きました。コマーシャルに登場するのは、ショッピングやサイクリング、それにピクニックのようなどことなくほのぼのとした行動が多かったのです。海外のコマーシャルのように、水泳やマラソン、ボルダリングなどの激しい運動を行なう姿が描かれる広告はほとんどありませんでした。まるで生理中の運動は軽いものであるべきと暗に言っているようで、台湾の視聴者の意識から活動的な女性の姿は消されてしまっているのです。

また、昼と夜とでも生理の悩みはまったく違います。ナプキンは普通粘着テープでショーツの内側に固定されています。柔らかい素材が上下に重ね合わさっているその構造から、立った姿勢でじっとしている時にはずれを感じることはありませんが、座ったり、寝ころんだり、あるいは寝返りを打ったりするとずれやすくなります。私たちは経血もれに24時間注意を払い続けることはできません。ナプキンは本来夜間の使用に向いていないのですが、長く厚くしてショーツの形に近づけることで、経血量の多い何日間かをむりやりなんとかしようとしています。アイテムを変えるだけでこのような悩みはあっさり解決するかもしれないのに、夜用ナプキンのコマーシャルを見ていると、そんな選択肢は最初から存在しないかのようです。

フィオナとユアンイーは、生理用品開発や月経教育に捧げた日々をあらためて振り返り、台湾の女性たちがいまだに持っている生理に対するネガティブなイメージを変えていかなくてはと思いました。大手生理用品メーカーがコマーシャルを通して生理にマイナスの印象を植えつけていることや、生々しいからと経血を青い液体で表現し、本当の姿を隠してしまうことは間違っています。また、生理によって女性が弱く、怒りっぽくなってしまうかのように語られる社会では、女性たちは人生の半分を共に過ごす生理現象というパートナーを肯定的に見られなくなってしまうのです。この状況を変えるには、まず社会全体で生理への考え方をあらためる必要があります。マーケティングのための大げさなことばを使って商品の効果を訴えても、逆に消費者が抱えているつらさを強調し、不安をあおってしまう可能性もあります。消費者自身に自分に足りないものに気付かせ、購買意欲をかきたてるにはどうすればいいのでしょうか？　ふたりはGoMoondのプロモーションでは商品の機能だけでなく、生理文化のさまざまな側面に光を当てていこうと考えました。

「今までの広告は、常に生理を面倒な厄介者として表現してきました」

大手の有名ブランドと区別するために、ふたりは生理を新しい視点で表現していこうと考えました。ひとつ目のアイデアは、GoMoondというブランドを女性の姿にしたことです。擬人化されたGoMoondは「生理」の親友なので、いきなり「生理」が訪ねてきても焦らず落ち着いて対処できます。そして、GoMoondは上から目線の専門家ではなく、生理に関するさまざまな話題を気軽に話せる友達なのです。生理の貧困や生理用品への課税といった社会問題から、生理へのちょっとした文句や生理前の緊張感、のたうちまわるほどの生理痛、学校で先輩や同級生から聞かされた生理に対するジョークまで、何でも話すことが

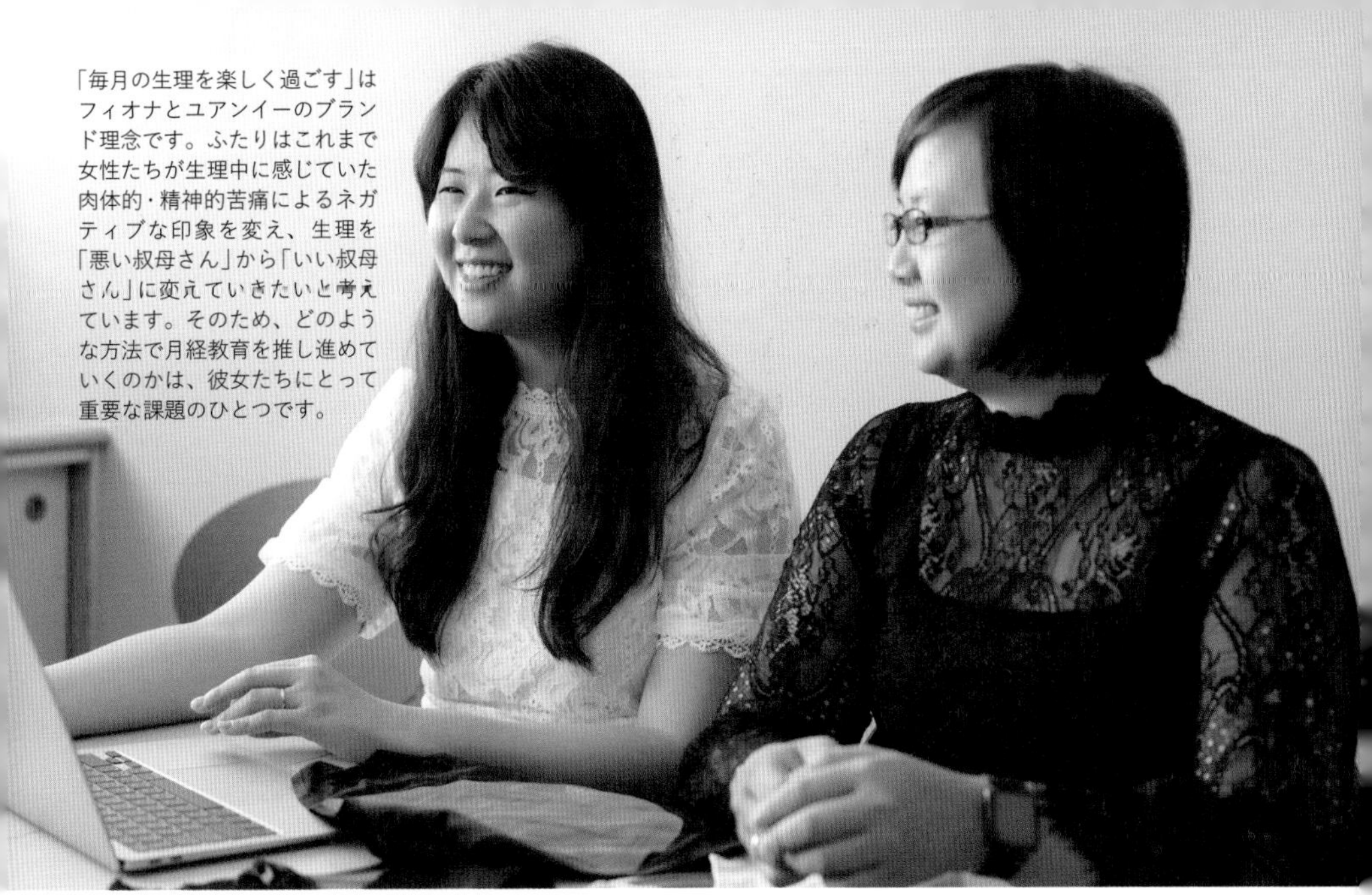
「毎月の生理を楽しく過ごす」はフィオナとユアンイーのブランド理念です。ふたりはこれまで女性たちが生理中に感じていた肉体的・精神的苦痛によるネガティブな印象を変え、生理を「悪い叔母さん」から「いい叔母さん」に変えていきたいと考えています。そのため、どのような方法で月経教育を推し進めていくのかは、彼女たちにとって重要な課題のひとつです。

できます。「生理」を敵ではなく、ちょっと面倒くさいけど慣れ親しんだ友人のような存在にしたのです。GoMoondはイラストレーターと協力し、フェイスブックページでコミカルな漫画を数多く公開してきました。そこでは生理は金魚のフンのようについてくる泣き虫の親友だったり、なまいきな妖精や不思議な生き物だったりします。これから初潮を迎える、あるいは初潮を迎えたばかりの年頃の女の子たちにアピールするには、イラストは最高のメディアです。経血はもちろん赤い色で表現し、ポジティブに生理と向き合う姿勢を強調しました。こうしてGoMoondでは常に楽しく元気いっぱいのカラフルな広告が展開されています。

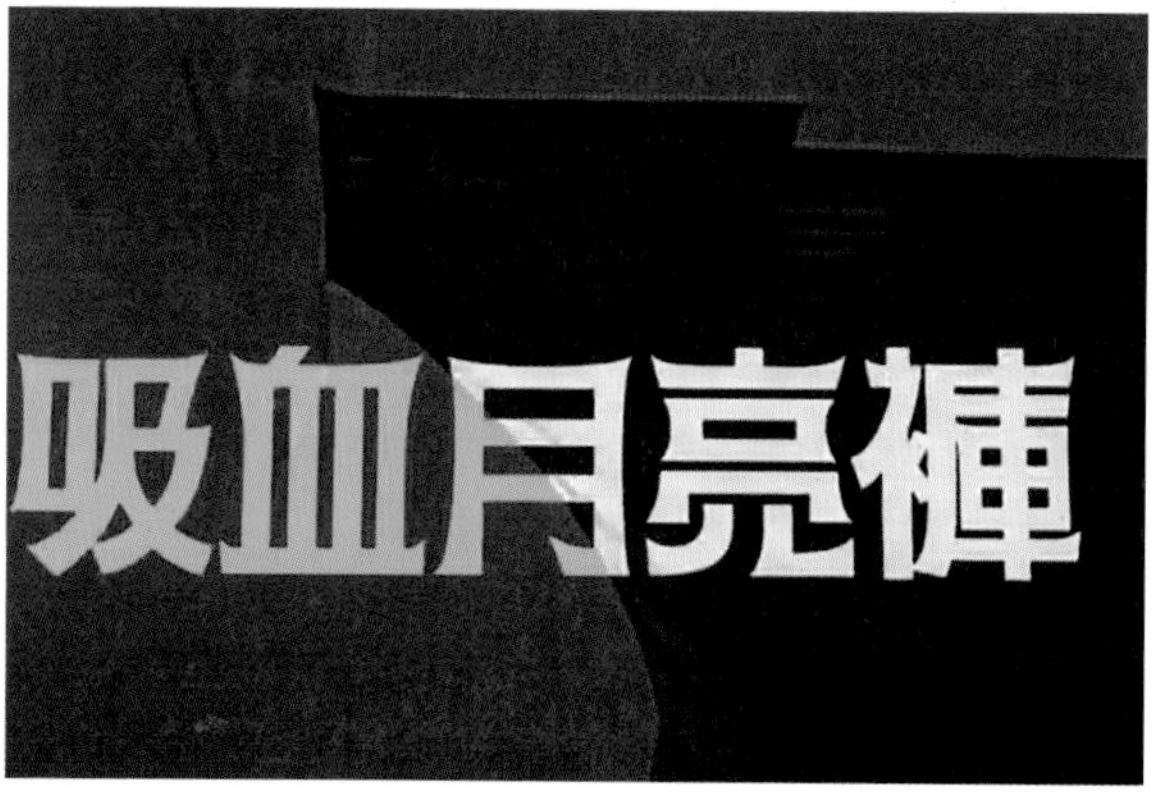

ボクサータイプのムーンパンツのプロモーションで、GoMoondはヘビメタ風デスボイスのコマーシャルをつくり、生理の広告に対する先入観を打ち破りました。生理について話すことを避けるのではなく、誰もが自由に表現することを目指しています。当時の動画はQRコードから見ることができます。

もうひとつの新しい視点は、生理のもたらす不快感を隠さないということです。あるコマーシャルでは、ヘビメタ風のデスボイスで招かざる生理に不満と怒りを叫び、ムーンパンツをはいて経血を確実に「ぶち殺す」ヒロインを登場させました。これまで情緒不安定と生理を必要以上に結びつける表現は避けられ、身体や心の変化に苦しみイライラを発散させる女性の姿は広告では見られませんでした。しかしGoMoondは、生理が引き起こす混乱や感情のゆらぎを真正面から表現します。ストレスや感情の発露は理由がないわけでも制御できないわけでもない、このつらさが長い間無視されてきたからだ、ということをはっきりと打ち出したのです。

どうしていままで経血のリアルな表現が避けられてきたのでしょうか？　どうして生理中の悩みを語ることが避けられてきたのでしょうか？　私たちがわざと触れてこなかったからでしょうか？　心身のしんどさも、経血もれによる挫折感も「取るに足らない些細なこと」とされてきました。生理を不可視化してきた社会のせいで、女性たちは自分のありのままの姿に向き合うことや、気持をわかち合うことを恥だと思わされてきたのです。GoMoondは青い液体を使いません。生理のネガティブな面も美化しません。世の中が見て見ぬふりをしてきた問題にこれからも挑戦し続けます。

生理マニアの祭典

GoMoondを起業し、日本や中国のメーカーや投資家と交流を続ける中で、フィオナとユアンイーは台湾の状況はかなり特殊だということをあらためて実感させられました。台湾には生理用品の小さなブランドがたくさんあり、本書でもとりあげてきた多種多様なアイテムが市場に出回り、さらにトレンドに敏感なインターネットのコミュニティでは絶えず海外の新しい生理用品が話題に上っています。それだけでなく、もっと購入しやすくしてほしいとか、気の利いたアフターサービスを提供してほしいと、コミュニティが集団でメーカーに要望を出し、実現させているのです。女性たちが自分の生理を大事にし、勇気を出して意見を言うことでビジネスの世界に影響を与え、台湾の市場は世界に誇る多様性を手に入れました。

月経をテーマに2年に一度開かれる月経周期研究会（Society of Menstrual Cycle Research）という学術会議があります。フィオナとユアンイーは、まさか大学を卒業した後にお堅い学

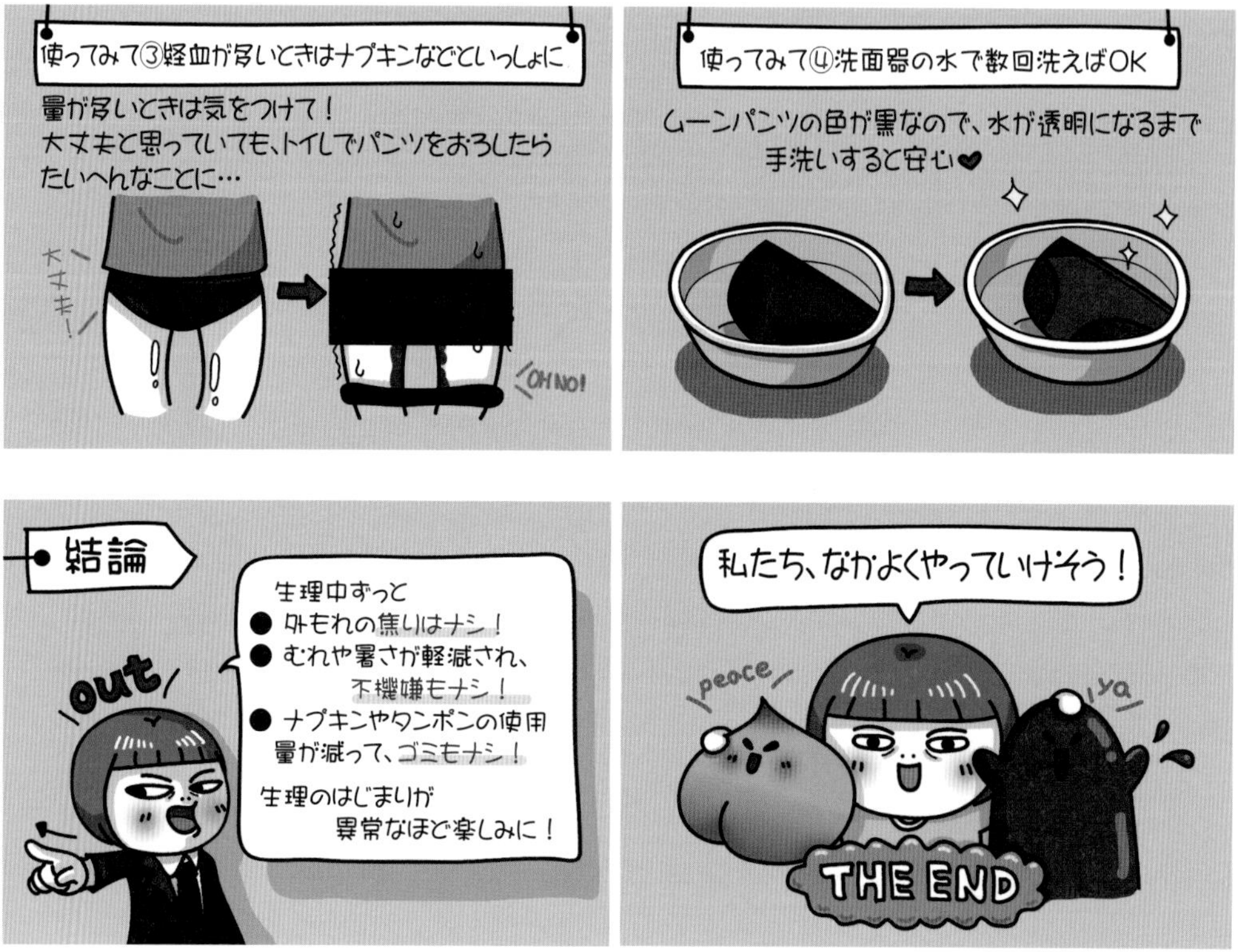

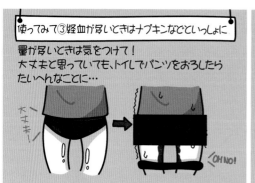

使ってみて③経血が多いときはナプキンなどといっしょに
量が多いときは気をつけて！
大丈夫と思っていても、トイレでパンツをおろしたら
たいへんなことに…
ドキドキ！
OH NO!
使ってみて④洗面器の水で数回洗えばOK
ムーンパンツの色が黒なので、水が透明になるまで
手洗いすると安心❤
結論
OUT
生理中ずっと
● 外もれの焦りはナシ！
● むれや暑さが軽減され、
不機嫌モナシ！
● ナプキンやタンポンの使用
量が減って、ゴミモナシ！
生理のはじまりが
異常なほど楽しみに！
私たち、なかよくやっていけそう！
peace
ya
THE END

GoMoondとイラストレーター罵罵（マーマー）Howによる広告では、可愛らしい画風の中にほんの少しの知識を盛り込むことで、ムーンパンツの実用性をアピールしました。おかげでフィオナとユアンイーが思い描いていたとおりに、気軽な姿勢で明るく活発に子どもたちとコミュニケーションをとることができています。

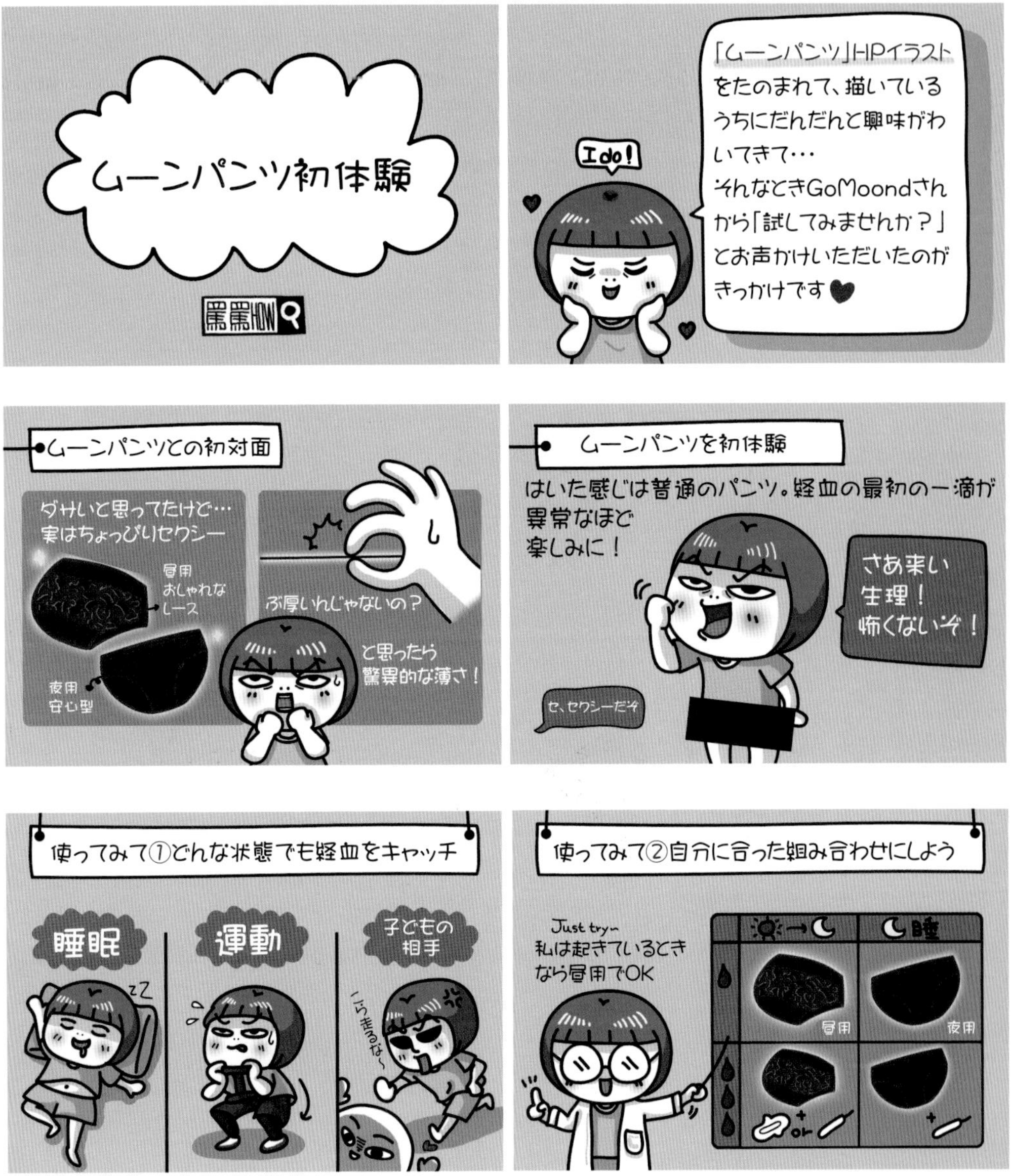
ムーンパンツ初体験
I do!
「ムーンパンツ」HPイラストをたのまれて、描いているうちにだんだんと興味がわいてきて…
それなときGoMoondさんから「試してみませんか？」とお声かけいただいたのがきっかけです
ムーンパンツとの初対面
ダサいと思ってたけど… 実はちょっぴりセクシー
昼用 おしゃれなレース
夜用 安心型
ぶ厚いんじゃないの？
と思ったら驚異的な薄さ！
ムーンパンツを初体験
はいた感じは普通のパンツ。経血の最初の一滴が異常なほど楽しみに！
さあ来い生理！怖くないぞ！
セ、セクシーだぞ
使ってみて①どんな状態でも経血をキャッチ
睡眠
運動
子どもの相手
こら走るな～
使ってみて②自分に合った組み合わせにしよう
Just try～
私は起きているときなら昼用でOK
睡
昼用
夜用
OK

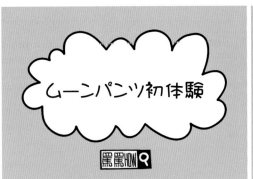

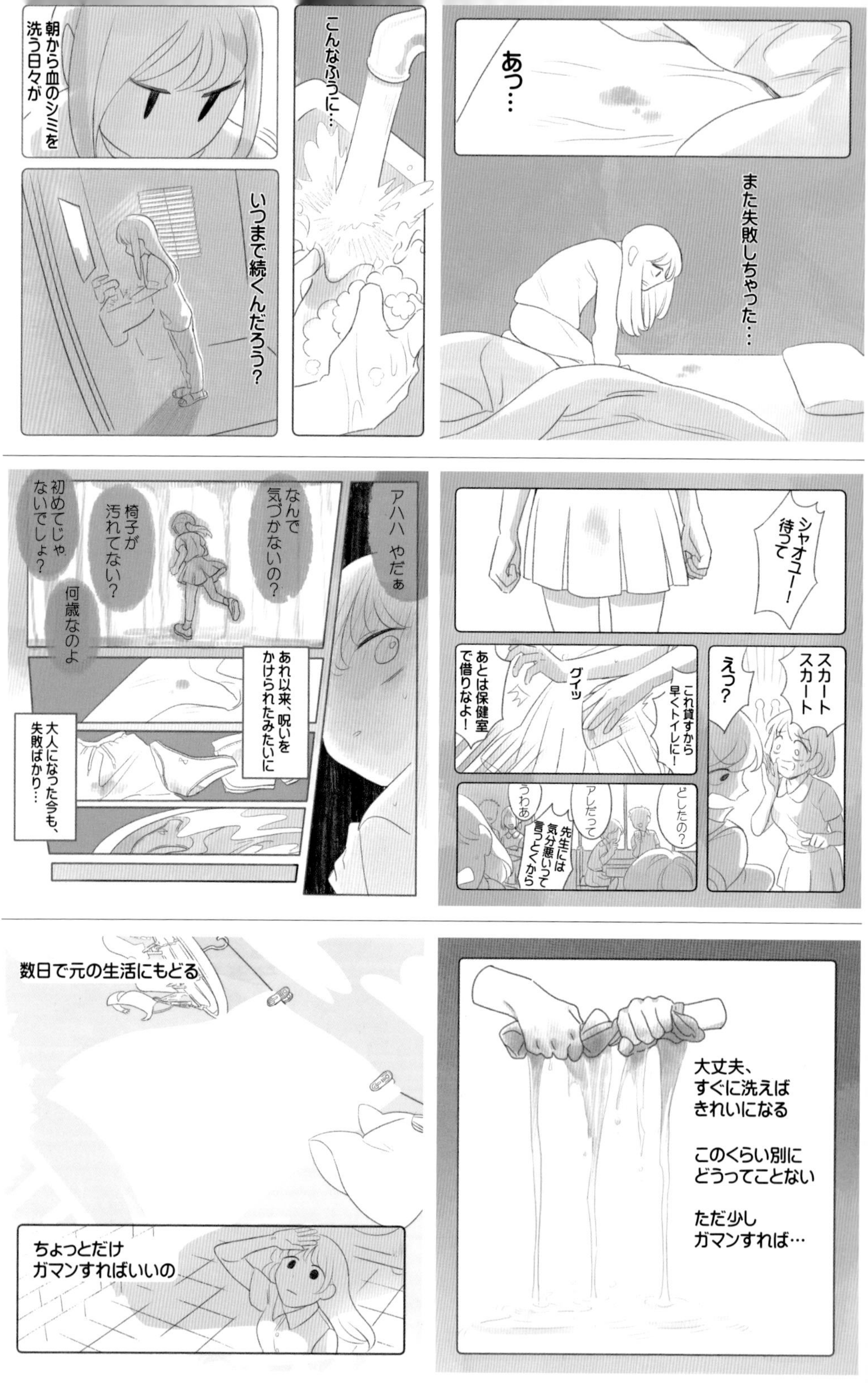

あっ…
また失敗しちゃった…
こんなふうに…
朝から血のシミを洗う日々が
いつまで続くんだろう？
シャオユー！待って
スカート スカート
えっ？
グイッ
これ貸すから早くトイレに！
あとは保健室で借りなよ！
どしたの？
アレだって
先生には気分悪いって言っとくから
うわぁ
アハハ やだぁ
なんで気づかないの？
椅子が汚れてない？
初めてじゃないでしょ？
何歳なのよ
あれ以来、呪いをかけられたみたいに
大人になった今も、失敗ばかり…
大丈夫、すぐに洗えばきれいになる
このくらい別にどうってことない
ただ少しガマンすれば…
数日で元の生活にもどる
ちょっとだけガマンすればいいの

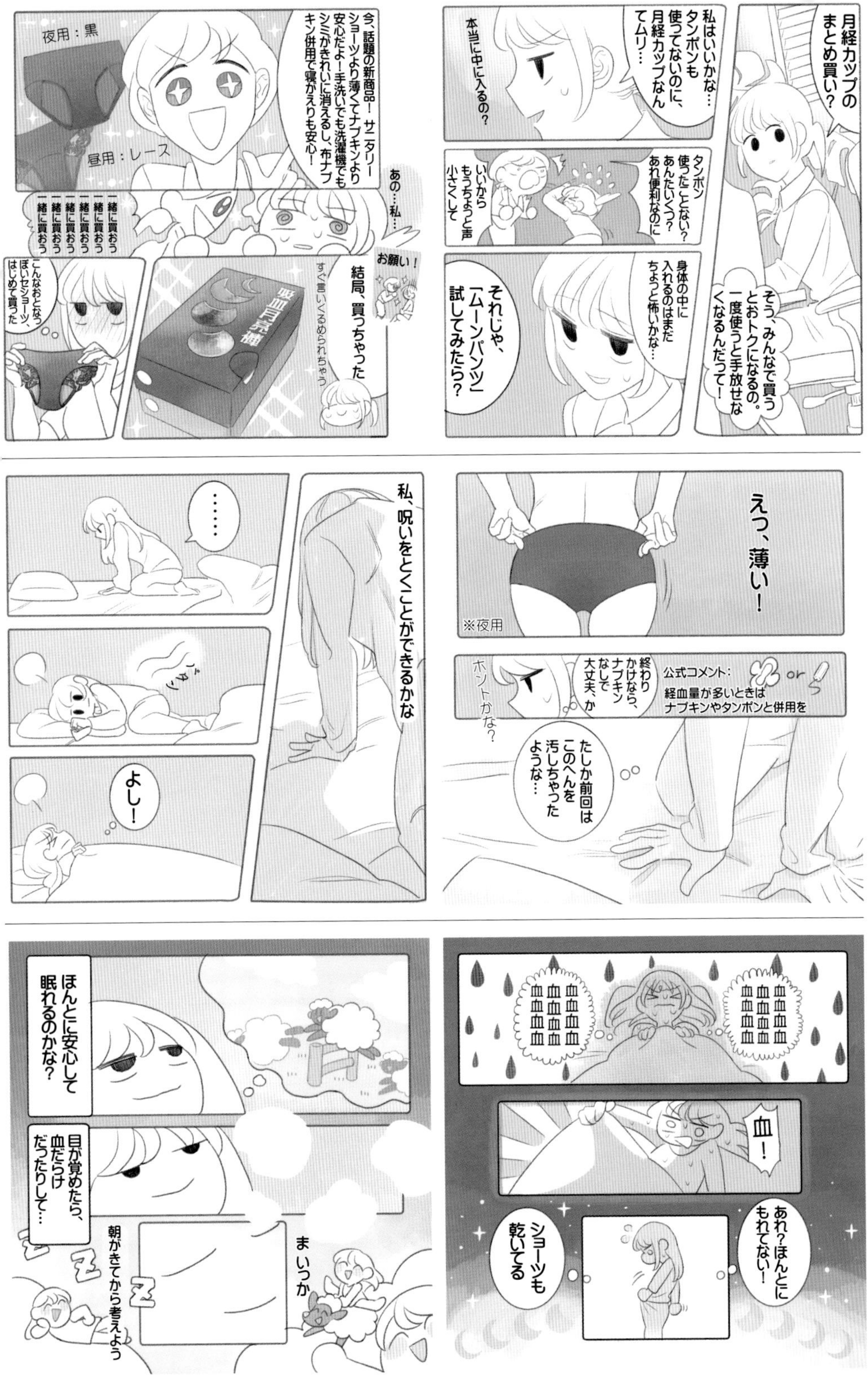
月経カップのまとめ買い？
そう、みんなで買うとおトクになるの。一度使うと手放せなくなるんだって！
私はいいかな…タンポンも使ってないのに、月経カップなんてムリ…
本当に中に入るの？
タンポン使ったことない？あれ便利なのに
いいからもうちょっと声小さくして
身体の中に入れるのはまだちょっと怖いかな…
それじゃ、「ムーンパンツ」試してみたら？
今、話題の新商品！サニタリーショーツより薄くてナプキンより安心だよ！手洗いでも洗濯機でもシミがきれいに消えるし、布ナプキン併用で寝がえりも安心！
夜用：黒
昼用：レース
あの…私…
一緒に買おう
一緒に買おう
一緒に買おう
一緒に買おう
一緒に買おう
一緒に買おう
お願い！
結局、買っちゃった
すぐ言いくるめられちゃう
こんなおとなっぽいセショーツ、はじめて買った
えっ、薄い！
※夜用
公式コメント：
経血量が多いときはナプキンやタンポンと併用を
終わりかけなら、ナプキンなしで大丈夫、か
ホントかな？
たしか前回はこのへんを汚しちゃったような…
私、呪いをとくことができるかな
……
パタッ
よし！
血血血血血血血血血血血血
血血血血血血血血血血血血
血！
あれ？ほんとにもれてない！
ショーツも乾いてる
ほんとに安心して眠れるのかな？
目が覚めたら、血だらけだったりして…
まいっか
朝がきてから考えよう
Z Z Z

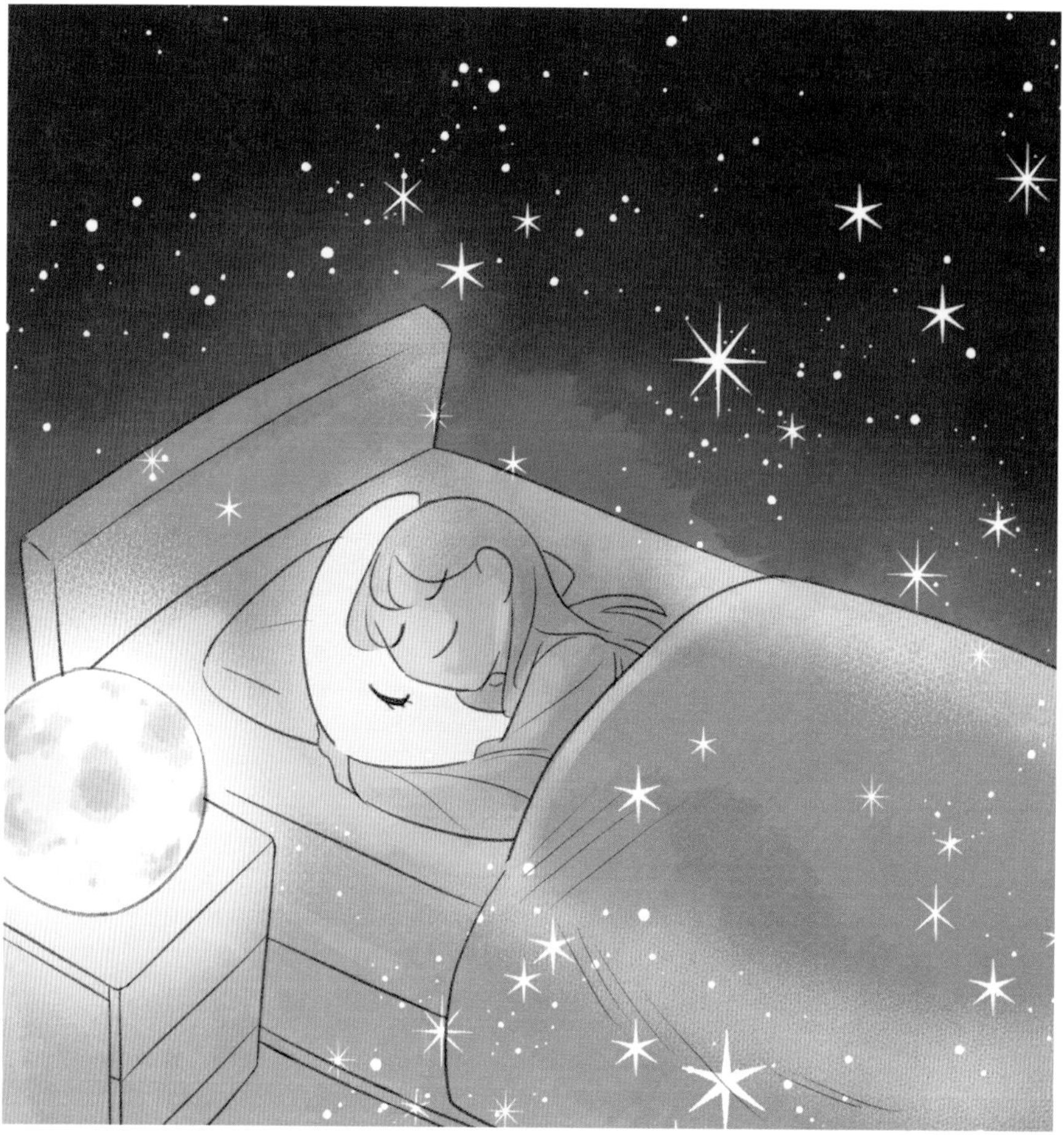

新進気鋭の漫画家、穀子（グーヅ）とのコラボレーションでは、身体感覚を強調しました。
GoMoondはコマーシャルを通じて、絶えず若いユーザーとのコミュニケーションを試みます。
さまざまなタイプのイラストレーターとともに仕事をするのもGoMoondの特色です。

術会議に参加することになるとは思ってもいませんでしたが、そこで台湾で生理用品のメーカーを起業した経験をまとめて発表することにしました。この研究会では、医学だけでなく社会学的な観点からも生理を扱います。大会1日目には、ある医師が子宮内膜の病気について発表している横で、トランスジェンダーやジェンダー研究に関する発表や、少数民族における女性と生理についての発表もあったとフィオナは振り返ります。インドやネパール、フィリピンなど、台湾の学会ではあまりなじみのない国から参加した研究者たちともたくさん出会いました。ふたりは当初、この学会に参加しているのは、早くからタンポンや月経カップを使い、まだ見たこともないような最先端の生理用品を開発している「欧米人」ばかりだと思い込んでいました。台湾の例など彼らの眼中にはないだろうと考え、発表ではアジアの中で台湾が例外的であること、欧米とも違った視点などをアピールするつもりで準備をしていたのです。しかし会場に来て初めて、自分たちの近視眼的な見方に気付きました。大会で知った南アジアや西アジアの国の現状や、その国特有の困難はふたりがまったく知らないものでした。台湾の歩んできた道は東アジアのひとつの事例に過ぎず、台湾だけを例にアジア全体における生理のあゆみを語るのはあまりにも視野が狭かったと痛感したのです。

社会学的な研究としては、生理のタブーや女性蔑視だけではなく、消費行動をテーマにした発表もありました。ある研究では「生理用品は店頭でどのようにレイアウトされているか」がテーマでした。手に取りやすい場所に並べられているのか、それとも店の隅に追いやられているのか、「医療品」「衛生品」「女性用品」のどれに分類されているのか、などは私たちにとっても身近なテーマです。現在、台湾のドラッグストアでは「ついで買い」をしてもらえるように、セール価格の生理用品がレジ横に堂々と置かれています。しかしひと昔前までは生理用品は店の奥のほうにひっそりと置かれていましたし、まるで隠すように茶色の紙袋に入れて渡されました。実際に購入者全員がこっそり買いたがっていたわけでもなく、社会全体が生理を否定的にとらえていた結果、プライバシーは守られるべきという勝手なイメージがつくられていただけなのです。

さらにある研究者は、トランスジェンダー当事者の生理にもっと注目すべきだと主張していました。あらゆる生理用品は女性が女子トイレで交換する前提でデザインされています。では男子トイレを利用するFtM★トランスジェンダーに必要なことはなんでしょうか。隣の個室からガサゴソと音が聞こえてきたとしても、女性はよくあることだと気にしませんが、男子トイレではどうでしょう。女性として生まれ性別適合手術を受けていないトランスジェンダーの身体には卵巣や子宮が存在し、生理が来たら経血に対処しなければなりません。しかし生理用品を使う音を気付かれた場合、彼らの身を危険にさらす可能性もあります。そのためFtMトランスジェンダーが男子トイレを利用する場合、周りに気付かれないように対処する必要があります。外出先ではそもそも生理用品を交換しないという人

★ FtM(Female to Male) 生物学的な女性として生まれ、男性を自認する性的少数者のこと

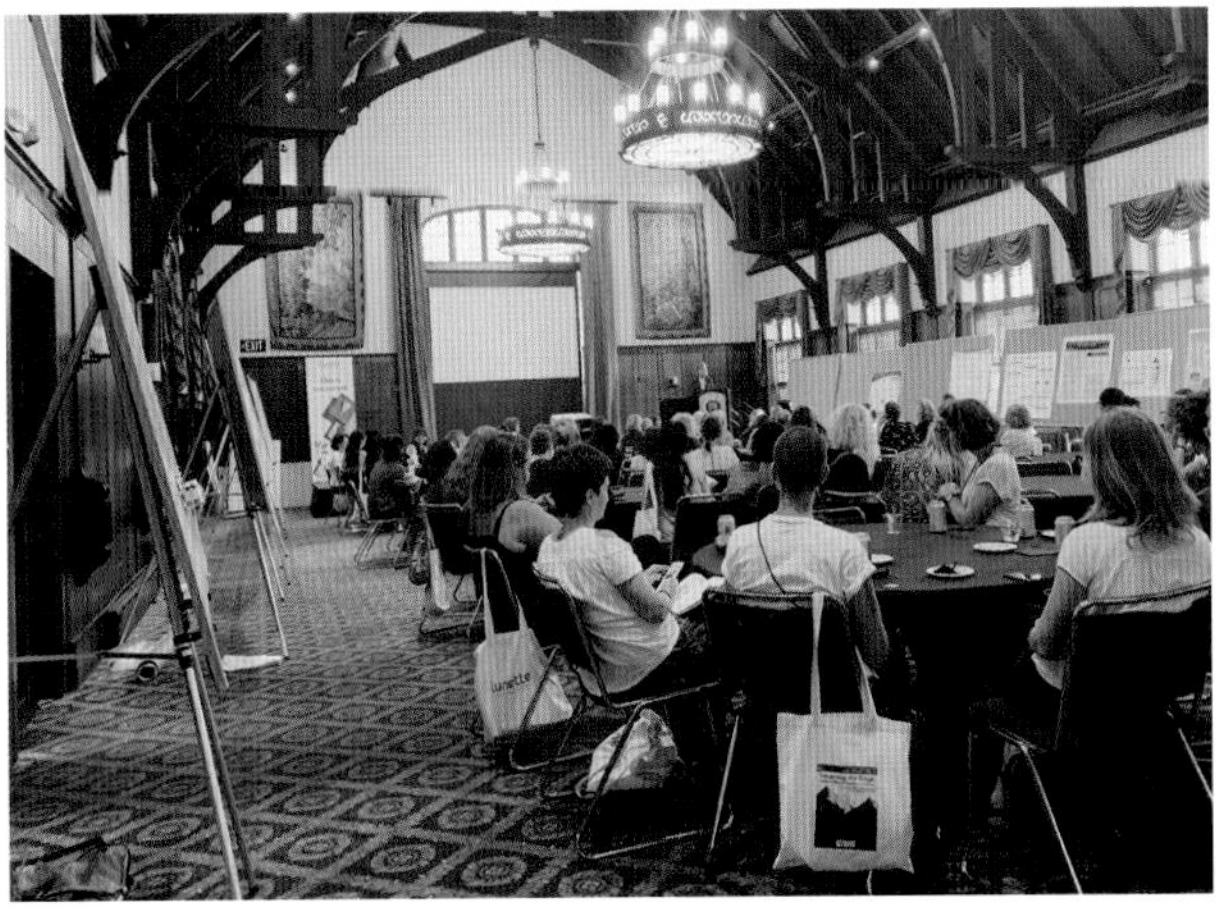

年に一度行われる「月経周期研究会」には、様々な国や地域から生理用品メーカーや愛用者が集まります。あらゆる「生理オタク」が参加する一大イベントなのです。

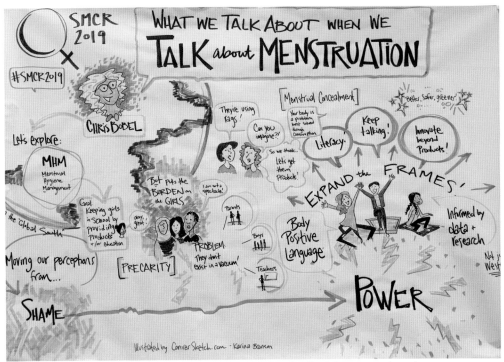

現場の白熱したディスカッションをいかに視覚的に記録するかも、月経周期研究会のテーマのひとつです。

もいるでしょう。あらかじめナプキンを貼り付けたショーツを何枚も用意し、ひっそりとはき替える人もいます。フィオナとユアンイーは、ムーンパンツはそのような需要にこたえられると考えました。経血量が少なければしょっちゅう交換する必要はありませんし、ゴミも出ません。でも既存のムーンパンツのデザインは好みに合わないと感じる人もいるかもしれません。ふたりはのちに中性的なボクサータイプの商品をリリースし、ジェンダーにかかわらず好みの商品を選べるようにしました。売れ行きはあまりよくありませんが、今後もこのタイプは生産を続けるとふたりは強調します。

フィオナとユアンイーは「生理マニア」を自認していましたが、月経周期研究会の参加者との出会いで、上には上がいると圧倒されっぱなしでした。

「ある研究者は、自分自身を実験材料にして分泌物の粘度や色を観察していると話していました。しかも彼女の研究対象は膣分泌物ではなく、頸管粘液であるということを強くアピールしていたのです」

というのも、女性不妊症においては頸管粘液に異常がないかが重要なポイントになることが多いのです。

「生理について徹底的に研究している人たちが集まり、目をキラキラさせながら自分の研究成果をわかち合う光景はとてもすばらしかったです」

台湾では少数派だと感じていたふたりも、この場では孤独を感じませんでした。

「生理用海綿を使っている人にも初めて出会いました。使い古した海綿は長年使った月経カップのような色をしていました」（ただし、米国の産婦人科医ジェン・グンターによる最新の研究によれば、天然海綿は膣内に挿入する生理用品として使用しないほうがいいそうです）

その生理用海綿をプロモーションしていたフィリピン系アメリカ人にふたりが起業エピソードを話すと、彼女はとても感動し、フィリピンは台湾からたくさん学ばなければと言ってくれました。同じようなことはほかの場面でもありました。例えば先進的と思われている欧米でも、その広大さから台湾のように物流が速くありません。そのためドラッグストアに壁一面の「タンポンコーナー」があったとしても、同じ店で月経カップが買えるとは限らないのです。現在、台湾の大手ドラッグストアチェーンのCOSMEDやワトソンズにはありとあらゆる生理用品が揃っていて、世界の中でもかなり進んでいるほうだといえます。ふたりはもともと、この研究会で先駆者たちに学びながら台湾独自の生理文化を広めるつもりでいました。しかし実際にはそこで思いがけずたくさんの「台湾の価値」を収穫することができ、自国の生理用品市場を開拓してきた自分たちを誇らしく感じました。

ふたりが特に感銘を受けたのは、医学の専門家があらゆる分野の専門家と交流し、社会的な身体への理解を深めるにはどうすればいいのかを議論していたことです。これはつま

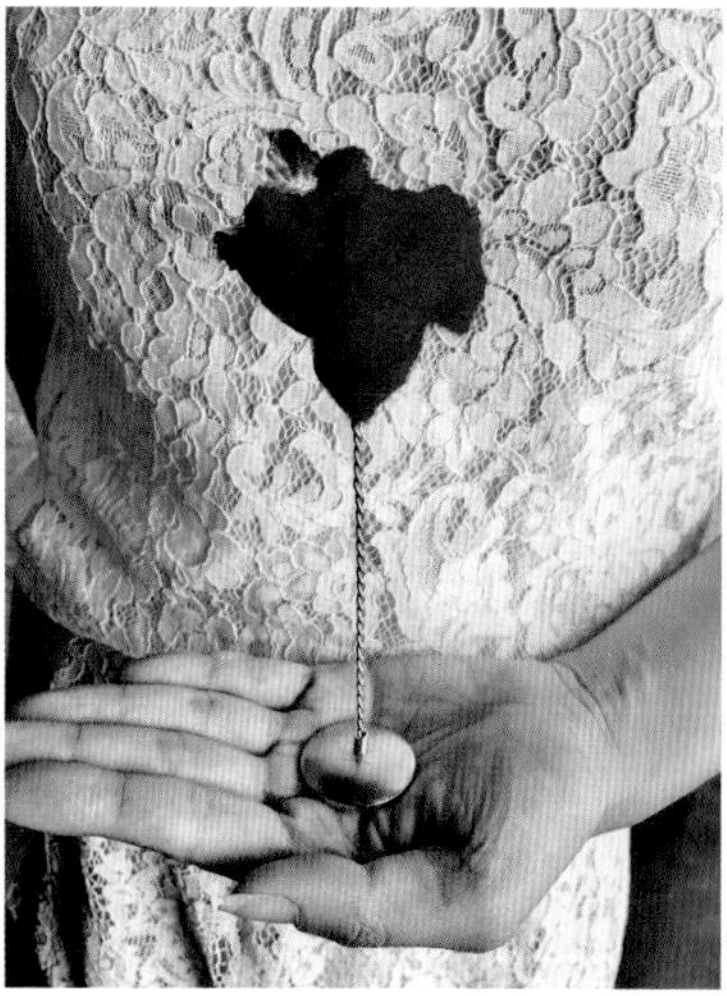

夜会で登場したアート作品「タンポンのバラ」

り、医学的な現象としての月経だけではなく、社会の中で女性として生きるという経験が研究に値するということを意味します。この大会で語られる理想の未来では、もはや女性は医学の専門領域から排除されず、その声が取るに足らないつまらないものとして扱われることもないのです。会場は、ふたりが台湾で参加していた生理コミュニティをはるかに上回る熱気に満ち溢れていました。

晩餐会の後に開かれた夜会では、パフォーマンス・アートも披露されました。そこでは経血をアクセサリーとして扱い、その赤い色や経血もれでできた模様を服の装飾にしたファッション・ショーでわいわいと盛り上がりました。

「あるアーティストは蛍光ピンクのスプレーと特大サイズの下着を私たちに渡し、思う存分スプレーを吹き付けてと言いました。みんなとても楽しそうにその作業に没頭していました。みんなで一緒に踊った『飢えた卵巣の舞』というダンスも印象に残っています。卵胞期に始まり、排卵、黄体期と月経のサイクルを独創的なステップで表現し、とうとう生理がきた！　と最後は大きく飛びはね感情を爆発させました」

最後には主催者によってとても可愛いらしい儀式が行なわれます。次回の開催に向けた、金属でできたタンポンをバトンにした引き継ぎ式です。そろそろバトンも時代の流れに合わせて月経カップに変えないとね、と参加者たちみんなで楽しく笑い合い、大会は幕を閉じました。

オフラインのイベント「月月会」

フィオナとユアンイーは生理について率直に話し、議論し、情報交換をすることの価値を実感していました。オンラインで積極的に意見が交わされているのは、私たちが普段の生活で生理についてオープンに話しにくいということが大きな理由でしょう。実際、ネットのコミュニティではみんなが年齢に関係なく討論し、プライベートなチャットも生理の話で盛り上がります。しかしよくよく観察してみると、彼女たちは自分のフェイスブックページで生理についての投稿をすることも、公の場で話すこともしないのです。ネット上の空間は参加しやすいというメリットもありますが、月経周期研究会に参加したふたりは実際に顔を合わせて話すことのすばらしさをみんなにも広めたいと考えました。そこで企画したのが、生理について安心して心置きなく話せるイベント「月月会」です。

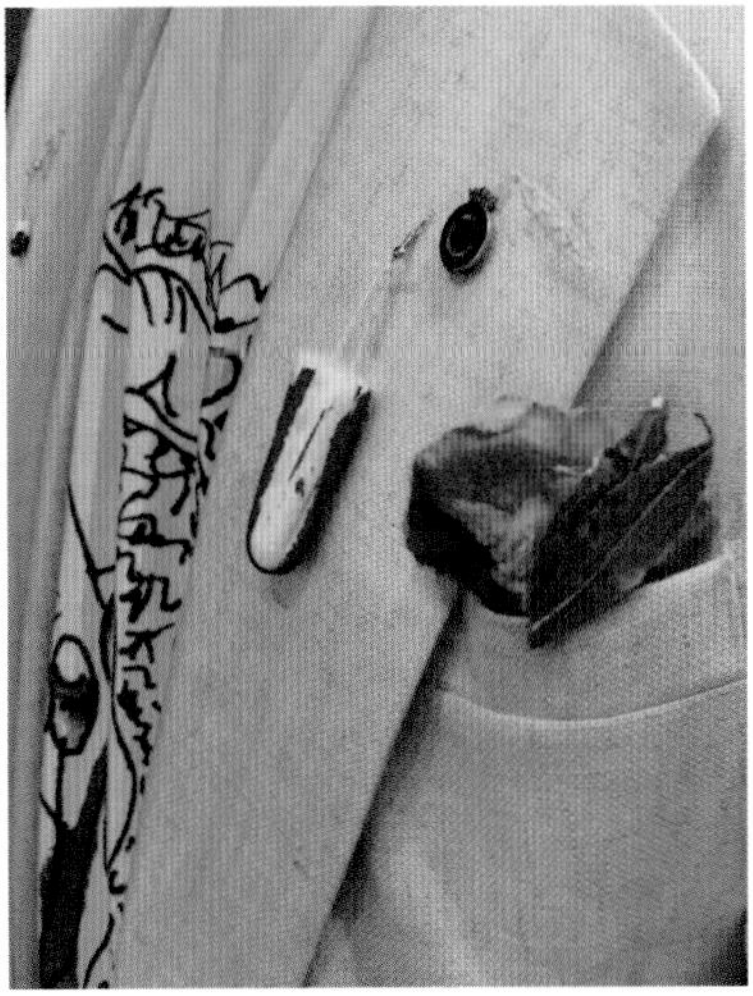

「月月会」は、集まったみんなが警戒心を解き、連帯を感じられる暖かい場になりました。この会には男性も参加することができます。初対面どうし緊張をほぐすためのおしゃべりタイムでは「生理についてちゃんと理解してる？」「生理のタブーや、恋人や妻が生理中に感じる不快感をどう思う？」と女性から男性に質問する場面もありました。「どうすれば生理中のパートナーを癒してあげられると思いますか？」と質問された男性は「最近、生理中に甘いものを欲しがる人が多いことを知りました。今度差し入れしてみようかな」と照れながら答えました。最初は恥ずかしがっていた人も、話し始めるとだんだんイベントの雰囲気に慣れて打ち解けてきます。これこそリアルなイベントが持つかけがえのない価値なのです。

ふたりは月月会で「生理ゴミの減量」「漢方医学からみた生理」「生理中の不快感を改善する〝かっさ〟療法」「ジムのトレーナーが教える、生理中にできる運動」など、さまざまなテーマのイベントを開きました。

「運動の会はひどかったです。ゆったりとしたヨガをやるんだろうと思ってみんな集まったのに、始まったのは超ハードなエアロビクスでした！　思い出すだけでぐったりしてしまいます」と、ふたりは笑いながら振り返ります。参加した人たちも皆ゼーゼー息を切らしてその場にへたり込んでいたそうです。

月月会の開催を重ねるうちに、フィオナの胸には熱い思いがわき上がってきました。

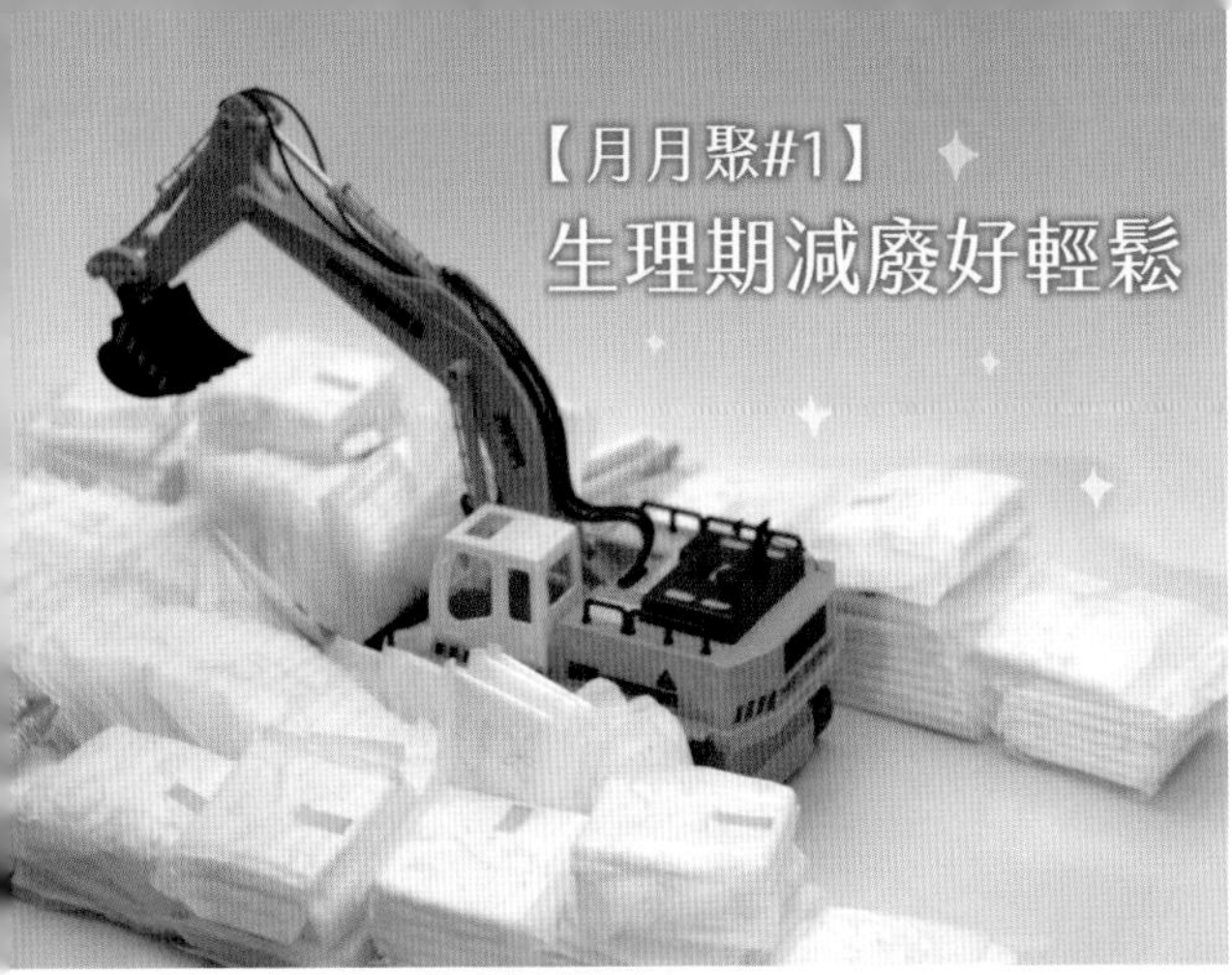

月月会 #1生理のゴミを楽に減らす！
毎回異なるテーマを扱う月月会は、生理に関する理解と発言のために全ての人に開かれたものです。ムーンパンツのユーザーでなくても参加できます。

「誰かと生理について話したい、私が血を流していることをわかってもらいたい、そう思っているのは自分だけじゃないよね、というみんなの気持がひしひしと伝わってきました。それまで誰にも伝えられず積み重なっていた感情が一気に吹き出しているようでした。彼女たちは女同士の連帯をこんなにも強く求めていたのです」

フィオナは今までなんの遠慮もなく生理の話をしてきたし、特に不自由を感じたこともありませんでした。（何しろ彼女のすべての論文が生理に関するものなのです！）しかし女性たちの声に耳を傾け続け、インターネット上やリアルな集会で交わされる熱い議論と、抑圧されてきた切実な思いをしっかりと受け止めました。

そして2022年、GoMoondは台湾の女性たちと一緒に「生理カーニバル」を開催しました。生理を祝い、議論し、共有して楽しむ、すべての人に向けたこのイベントは、台湾の生理史における画期的な節目となったのです。ユーザーたちの連帯が巻き起こした熱狂は、台湾の生理用品市場を発展させる大きな原動力でした。たくさんの人が生理用品開発に身を投じ、わずか数年の間にタンポン・月経カップ・吸水ショーツの新たなブランドがこの小さな台湾で誕生しました。布ナプキンに使われている生地も革新的な変化を遂げています。各メーカーはお互いにライバルでもありますが、まだナプキンには及ばない小さな市場を奪い合うのではなく、協力し合い多様性のある市場を創造することで、生理をもっとオープンにすることを使命としているのです。

私たちの生理革命

2010年にKiraKiraが初めて国産のアプリケーター付きタンポンを発売した時、生理用品業界は沈黙していました。しかし現在は多くの人が業界のますますの発展に期待を寄せています。シェアをさらに拡大し、ビジネスチャンスをつくりだすには市場改革が欠かせません。月経教育とジェンダー平等を進め、女性蔑視や非科学的なタブーを打ち破った先にさらなる未来が待っています。市場が大きくなればなるほど消費者のリテラシーも向上し、商品を手に取るハードルも下がっていくとフィオナは考えます。

少し前まで、タンポンの吸収体がブランドによって違うことを知っている人はごくわずかでした。子宮頸管の長さによってぴったり合う月経カップが違うことや、繊維技術が進歩し吸水ショーツの吸収力や抗菌力が大幅にアップしたこと、以前は人気のなかったサニタリーショーツも従来品に比べて格段に進化し、経血がもれにくくはき心地もよくなったことを知る人もいなかったでしょう。

フィオナは台湾の歴史と女性起業家たちの活躍を振り返り、この国の生理革命は世界のどこよりも早く達成されるだろうと楽観的に考えています。今までにない生理用品がリリースされるたびに消費者は知識を増やし、より身近になった商品はますます気軽に購入できるようになります。長期にわたる月経教育や工夫をこらした広告も、生理をどんどん可視化していくでしょう。こうして生まれたサイクルが女性たちを解放し、生活の質を高め、権利を向上させていくのです。

KiraKiraの登場で一夜にしてタンポン貧民から「タンポン富豪」になったと感じたフィオナは、今度は自分たちが10年後の台湾女性たちを「生理富豪」にすることを夢見ています。いつの日か生理は、我慢して、無理をしてやりすごすつらい数日間ではなくなるでしょう。日常の中で当たり前に生理の知識を身につけた女性たちは、使い心地が快適で持っているだけで気分がよくなるような、そして本当に自分に必要な生理用品を自由に選べるようになるでしょう。そうすれば、生理期間はそのまま幸福を感じる時間になります。「いま、私はこんなに心地いい」と感じることがあなたの幸福そのものです。幸福を自分自身の手でつくりだすことができたなら、どんなにすばらしいでしょう。

◆2008年〜　台湾人女性の林念慈《リン・ニエンツー》がネパールで布ナプキンの利用を推進。台湾国内では「SweetTouch」や「CehrryP」といった布ナプキンメーカーが相次いで登場し、手づくり市でも盛んに販売される

◆2010年　KiraKiraがアプリケーター式タンポンを発売

◆2015年〜2017年　クラウドファンディングプロジェクトによるKiraKiraの月経カップ「フルムーンガール」が販売開始

◆2018年　GoMoondが吸水ショーツ「ムーンパンツ」を発売

◆2020年　GoMoondがボクサーパンツタイプのムーンパンツを発売

◆2022年　クラウドファンディングプロジェクトによるKiraKiraの月経ディスク「フルムーンディンスク」が販売開始

ヴァネッサはインタビューの中でこんな話をしてくれました。

「ある女性外科医がこんなメッセージを送ってくれました。数時間かかる手術でもタンポンを使っていると経血を気にせず集中できると。また、片手に障碍のある友人は、ナプキンは片手で交換できないからタンポンがあって助かったと言っていました」[*30]

＊30　鄭郁萌「【私密商機】棉條一圓正妹創業夢」『壹週刊』481期、2010年8月12日。

タンポンはこのように女性の生活の質を劇的に向上させましたが、2010年にKiraKiraがアプリケーター式タンポンを発売した当時は、まだ処女膜神話や生理へのタブーは社会に根強く残っていました。そのため、台湾製タンポンブランドが誕生し手軽に買えるようになったことや、初心者にも使いやすいアプリケーター式タンポンの存在が広く知られることもありませんでした。ヴァネッサが生理用品の開発や月経教育に費やした努力には光が当てられず、ただ成功したフェムテックのビジネスモデルとしてのみ注目されました。当時のネットニュースでは、タンポンはVIO脱毛やヴァギナ整形、それに話題をさらった舞台劇『ヴァギナ・モノローグ』などとひっくるめて「プライベートゾーンでひともうけ」のように扱われていました。[*31] 女性の日常を変える画期的な生理用品ととらえられることはなく、単なる経済トピックのひとつだったのです。そう、人口の半分は女性です。その女性たちがお金を払う市場が、先行きの明るい広大なブルーオーシャンだと考えられたのも無理はないでしょう。

フェムテック関連商品の研究開発を振り返ると、他でもない家電テクノロジーが思い起こされます。ドラム式洗濯機やロボット掃除機、それに食洗器などの発明が専業主婦の家事を劇的に変えました。しかし女性の時間は家事や育児だけに費やされるものではありませんし、家電テクノロジーの進歩は「家事は女性がするもの」という役割の押しつけを変

*31 「私處財大方賺」『壹週刊』特集記事、2010年8月12日。

えるまでには至っていません。皮肉なことに、女性は家電のおかげで楽になったぶんもっと完璧に家事をこなすべきだと思われているのです。[*32] このように科学技術は女性たちのニーズを置き去りにして進んでいったのです。生理についてはなおさらです。初潮を迎えると、生理はその後毎月やって来ます。妊娠出産で一時的に生理がなくなった女性も、その後ふたたび生理のある生活に戻ります。更年期を迎えて閉経するまで、女性の一生のうち3、40年間も生理は周期的に続くのです。私たちはこんなに長い間、生理の不快感に行動を制限されて過ごさなくてはならないのでしょうか？

米国公共ラジオ（ＮＰＲ）が２０１５年の年末の放送で「今年は〝生理の年〟だった」[*33]と振り返りました。２０１０年から２０１５年にかけて、アメリカの五大全国紙ネットワークで「月経」（menstruation）が話題に上った回数が格段に増えたからです。また米ニューズウィーク誌も２０１５年を「生理革命の年」と位置づけ、生理にまつわるタブーを大きく記事で取り上げました。[*34]

「経血は神聖なもの？　不浄なもの？」「生理について公の場で話すことは人々の不快感を引き起こすのか？」「女性の不快な感覚は取るに足らない個人的な問題なのか、それとも隠された構造的な社会問題なのか？」など、数々の熱い議論がアメリカで巻き起こりました。

*32　Ruth Schwartz Cowan. "More work for mother: The ironies of household technology from the open hearth to the microwave"（ルース・シュワルツ・コーワン『お母さんは忙しくなるばかり　家事労働とテクノロジーの社会史』）の繁体字翻訳版「家庭中的工業革命：20世紀的家戶科技與社會變遷」『科技渴望性別』台北：群學出版、２００４年。

*33　MALAKA GHARIB, "Why 2015 Was The Year Of The Period, And We Don't Mean Punctuation", 検索日：２０２１年11月10日、URL：https://www.npr.org/sections/health-shots/2015/12/31/460726461/why-2015-was-the-year-of-the-period-and-we-dont-mean-punctuation

*34　ABIGAIL JONES, "The Fight to End Period Shaming Is Going Mainstream", 検索日：２０２１年11月10日、URL：https://www.newsweek.com/2016/04/29/womens-periods-menstruation-tampons-pads-449833.html

同じ年の3月、インド系カナダ人の詩人ルピ・カウルは両ももの間に経血がもれている女性や、ズボンの後ろに赤いシミを付けた女性の写真を「生理中の女子」としてInstagramに投稿しますが、すぐに運営会社に削除されてしまいました。何度投稿を繰り返しても同じでした。4月のロンドン・マラソンでは、キラン・ガンジー選手が生理用品を使わず経血を流しながら走って注目を集めます。6月にはカナダの月経カップブランドDivaCupが、米ドラッグストアチェーン大手のCVSで販売されるようになりました。それまでDivaCupは広大なアメリカ国内のどこにも売っていなかったので、アメリカの女性たちはオンラインに頼るしかなかったのです。

◆1920年　使い捨て式ナプキン（背面に粘着テープが付いたナプキンが登場するのは1970年代）
◆1930年代　タンポン
◆1980年代　月経カップ（1930年代に初めて登場したが、市販されるようになったのは1980年代）

毎年のようにアップル社のスマートフォンが発売されているのに、この200年で世の中に新しく登場した生理用品はたった3種類だ、とマラソン選手のキラン・ガンジーはインタビューの中で語っています。生理用品の改良は、どうしてこんなに遅れているのでしょうか？　彼女はフェムテックの研究・開発に投資する人が少ないこと、女性が日常で感じる不便さを真剣に受け止めない社会の風潮に問題があると指摘します。生理用品はテクノロジーによって改良すべきとみなされていません。もっとはっきり言えば、女性を満足させるための細やかなニーズは重要ではなく、利益にも結び付かないと考えられているのです。ルピ・カウルはInstagramに「生理中の女子」を投稿した後、アカウントを閉鎖されてしまいました。いまだに生理は人々の目から隠され、汚名を着せられ続けているのです。

フェムテックとはそもそも何だったのでしょうか。テクノロジーや市場のシェアも大事ですが、何よりもまず女性の生活をどのように変えていきたいのかを一番に考えるべきなのです。私たちは生理が引き起こす不快感をどうにかしたいと思っています。意志の力でコントロールできない生理にも焦らず対処したい、不規則に流れ出てくる経血やもれに対応できる生理用品がほしい、自分の行動スケジュールと経血量に合わせて生理用品を選びたい、膣に挿入する生理用品を使う時に気を付けることを知りたい、自分の身体の仕組みについて学びたい……。問題の所在は「女性が生理に苦しめられる運命にある」ことではなく、「生理用品の選択肢が十分でなく、ニーズが満たされないことで、生理の困りごとがつくりだされていること」にあるのです。

生理に苦しめられるのは女性の宿命なのでしょうか。たくさんの女性たちの手で、ようやく問題が可視化されました。乏しい選択肢と社会に軽んじられ満たされなかった女性たちの本当の願いをもう一度見つめなおし、困難に正面から向き合うべきなのです。フェムテック製品を開発しそのユーザーを増やしていくことは、女性が感じる不便さを社会全体の課題として投げかけることであり、自分の身体をもっと大切にしていいんだ、という意識を女性たちに広めることでもあります。これからの10年、20年で、生理はもっと豊かな経験になっていくのでしょうか。女性たちは生理のせいで何かを後回しにしなくて済むようになるのでしょうか。本当の自由を手に入れることができるのでしょうか。未来の台湾女性がもうこれ以上大きな挫折を味わうことなく、生理であることを隠す必要もなく、行きたいところに行き、夢を抱いて羽ばたいてくれることを願っています。

私たちが「変わりたい」と思ったその時が、全ての始まりなのです。

推薦のことば

女性にやさしい世界をつくろう

成令方《チェン・リンファン》（元高雄医学大学ジェンダー研究所教授、台湾基進党ジェンダー・デベロップメント部顧問）

東京2020オリンピック、女子バドミントンの決勝で中国の選手に敗れた台湾の戴資穎《ダイ・ツーイン》選手にねぎらいの声をかけてくれたのは、同大会で銅メダルを獲得したシンドゥ・V・プサルラ選手でした。情熱的な性格の彼女は、母国インドで女性の健康教育を推進しているスターでもあります。

「生理はただの生理にすぎません。女性が夢を抱き、翼を広げ大空へ飛び立とうとする時、そんなことで邪魔をされてはいけないのです」

プサルラ選手が力強く伝え続けるのには理由があります。なぜならいまだに多くの社会で生理は「けがれ」とされ、インドの女性たちもこのような考えを受け入れてしまっているからです。「血は不潔である」という古い迷信が、生理で血液を流す女性の身体もまた汚いものとみなしてきました。「生理中は家でおとなしく身体を休めていなさい」「外出は控え、神聖な寺や廟《びょう》には決して足を踏み入れてはいけない」女性たちはそう教えられてきました。このような迷信やしきたりによって女性は家に閉じ込められ、身体を管理されてきたのです。そしてインドの女性たちと同じく、台湾の女性たちも少し前まで同じような押しつけを受け入れていました。

現在台湾で行なわれているジェンダー平等教育には、ずばり「女性の身体の自己決定権の育成」という課題があります。「生理＝けがれ」という偏見に立ち向かうだけでなく、「生理の苦痛から女性を解放する」という目標をかかげています。

私はこの本が世に出たことを心から嬉しく思っています。長い間女性を悩ませてきた生理を、本書に出てくる創意溢れるアイテムたちが親しみの持てる経験に変えてくれるかもしれません。

台湾の市場に出回る生理用品のラインナップは多彩です。生理用ナプキンはもちろん、使っている人はまだ少数ですがタンポン、最近登場した吸水ショーツや月経カップ、さらに月経ディスクも加わりました。これらはもともと欧米で開発されましたが、台湾人女性の身体にフィットするように改良が進められてきました。生理の時、経血の処理をより楽に、快適にするにはどうしたらいいのか、本書はそれを10年以上にわたり追い求めてきた女性たちの物語です。

そもそもなぜ、世界の中でもとりわけ台湾でこのように生理用品への関心が盛り上がったのでしょうか。

それは科学技術の進歩だけではなく、若い女性たちによる「生理＝けがれ」とみなす社会への抗議運動や、女性同士で生理の感覚や悩みをわかち合いたいとする渇望、そして起業家たちの情熱が、人々の心を動かしたからだと思います。女性たちが自分の身体をコントロールするために積み重ねた努力が、やがて小規模な経済活動に発展し、たくさんの人の夢をかなえました。台湾独自の「生理起業」です。

台湾フェムテックのゴッドマザー、ヴァネッサは、「月経教育」のための文章を書くことからスタートし、タンポンを広く普及させ、まるで魔法のように台湾女性の生理を変えていきました。ただ、この本にはヴァネッサの初期のブログ記事やニュースレターなどが収録されていないため、生理によって女性たちが抑圧されていた当時のリアルな社会状況が伝わりにくいかもしれません。それだけが少し心残りです。

２００８年、林念慈《リン・ニエンツー》が紹介したネパール製の布ナプキンが多くの反響を呼びました。２０１０年にはヴァネッサがKiraKiraというブランドを立ち上げ、膣内に正しく挿入するためのアプリケーターが付いたタンポンを発売します。それは保守的だった当時の台湾で、本当に新鮮な出来事でした。

数年後、ヴァネッサは台湾人女性の身体にフィットする月経カップの製作に乗り出します。そのプロジェクトにスタッフとして参加したフィオナとユアンイーがのちに「GoMoond」というブランドを立ち上げ、吸水ショーツを研究・開発していくことになります。彼女たちは協力し合い、昔の知恵も取り入れながら、新しいものをつくりだしていきました。時には言い尽くせない苦労もあったでしょう。しかし起業家同士支え合うだけではなく、たくさんの熱狂的なフォロワーが商品モニターとして貴重な応援の声を聴かせてくれたことも、彼女たちを前進させる力になりました。

私の目に映ったのは女性たちの温かい友情、シスターフッドでした。そうして色とりどりの美しい花を咲かせていった女性たちはやがて知ったのです。自分だけの特別な生理の体験を一人ひとりが大切にすること、それこそが究極のフェミニズムの実践なのだと。

推薦のことば

切っても切れない生理用品と女性の歴史

楊佳玲《ヤン・ジアリン》（高雄師範大学教育学院ジェンダー教育研究所副教授）

私は中学生になっても母と一緒にお風呂に入っていました。ある日母の下半身から血が流れ出ているのを目にして驚く私に、母はこう言いました。

「これはからだをきれいにしているところなんだよ」

母のおかげで、女の人に毎月起こる出血は身体が浄化されるプロセスであり、ごく当たり前のことなのだといつの間にか理解していきました。そんな私にとって生理は未知のものではなく、いわゆる「けがれ」の感覚を抱くこともありませんでした。ドラマ「女の幸せマニュアル 俗女養成記」の主人公チェン・ジアリンのように、初潮が来ることを恐れたり、生理用ナプキンを落として男子にからかわれないか心配したりした記憶もありません。

私の娘も、幼い頃から私の生理を見て育ちました。

「中にいれても痛くないの？」と心配そうに尋ねる娘に、

「経血で膣の中が滑りやすくなっているから、痛くないんだよ」とタンポンの使い方を教えました。

娘に初めて生理が来たのは、カナダで水上キャンプに参加する前夜のことでした。娘の成長を単純に喜んでいた私は、すぐに彼女の乙女座らしい用意周到さに脱帽しました。なんと娘はタンポンをあらかじめ自分の荷物に入れていたのです！　私たちが滞在していたのは、友人が所有する静かな田舎の湖畔のロッジでした。もし娘がタンポンを持ってきていなかったら、私たちは途方にくれていたでしょう。娘は生理中でもタンポンを使って普通の生活ができると知っていたので、翌日の活動にもまったく支障はありませんでした。

娘が小学5年生の時のことです。ある日女子たちの前で大っぴらに生理の話をしていた娘は、よかれと思って「タンポンを使ってみたら？」と先輩に提案したそうです。しかしその時の先輩の様子を見て、大勢の前で困らせてしまったことに気が付いたのです。私は娘にこう話しました。

「あなたは間違ったことはしてない。でもね、みんながみんな、気軽に生理のことを話せるわけじゃないのよ。だから相手が居心地が悪そうにしていたら、ふたりの間で聞こえるくらいの小さな声で話しなさい。そうすれば誰も気まずい思いをしなくて済むでしょう？」

するとと娘は、そういえばこんな事もあったと話してくれました。同級生の男の子が生理についてお母さんに質問したらこっぴどく叱られて、お姉さんにも頭をぶたれたというのです。我が家の教育はほかの家庭にとって当たり前ではないし、一般的でもないということに私もあらためて気付かされたのでした。

女子が学校で受ける「月経教育」は、私の時代からさほど進んでいません。違いと言えば、現在の子どもたちは体の発育がよいこと、早くから保健の授業で月経の仕組みを教えていること、そして生理用ナプキンのメーカーの人が商品の宣伝を兼ねた講演をすることくらいです。この教育にはまだ課題が残っています。なぜなら男子も生理を知らなければいけないし、女子はナプキン以外の生理用品についても知っておく必要があるからです。

台湾で初めて生理用品の発展史を描いたのがこの本です。はじめに環境にやさしく快適な布ナプキンが開発されました。その後、主に海外から輸入していたタンポンを国内生産するまでの長い道のりを経て、メイド・イン台湾の月経カップをつくるためのクラウドファンディングが成功し、さらに生理用吸水ショーツが研究・開発され世に送り出されました。多くの女性たちの努力がいかにして新境地を切り開いていったのか、本書にはその色鮮やかな軌跡が記されています。

本文にもあるとおり、生理は女性が人生の大半を共にするものです。しかし教科書では「赤ちゃんを産む準備ができた証拠」あるいは「妊娠に至らなかったしるし」としか説明されません。また、生理中の女性は「不浄」であるという昔からの迷信や、感情をコントロールできなくなるなどのレッテルから、とにかく生理はわずらわしいものだと考えられています。しかしこの本は、生理に関するタブーにもさまざまなとらえ方があることを、歴史学や人類学、そして社会学的な研究から示してくれます。例えば「生理中は参拝してはいけない」というタブーがあるおかげで、生理中のお嫁さんが体力を使う参拝の準備をしなくても済むのです。これはアフリカで見られる「月経小屋」と同じ仕組みです。「月経小屋」は女性を隔離し、抑圧するための施設だと考える人もいますが、実は、年長の女性が生理や性に関する知恵を次世代に伝える場なのです。また、農繁期の労働や家事から解放されてほっと一息つける場でもあります。

女性のニーズは利益にならないから、と大手メーカーは生理用品の改良や開発に消極的だし、インターネット上でのタンポンの無許可販売は法律で禁止されていました。そんな保守的な台湾が、スーパーやドラッグストアでいつでも多様な生理用品を買える国になるまで、たくさんの女性たちが力を尽くしたのです。林念慈《リン・ニエンツー》やヴァネッサなどの先駆者たちは、台湾のジェンダー教育課程に欠かせない講師となりました。彼女たちは講義の中で、女性の身体感覚に焦点を当てた、これまでにない新しい「月経教育」を展開しました。それは私たちに、自分に合った生理用品の選び方、そして自分の身体との向き合い方を教えてくれました。

この本を手に取ってくださったあなたがもし学校の先生なら、科学技術や社会が発展する中で、女性の生活と切っても切れない生理用品の改革だけがなぜこんなに遅れていたのか、そしてどのように現在の姿になっていったのかを、本書を活用しながらお話されることをお勧めします。生理にまつわる迷信やレッテルについて解説したり、キャリア教育の授業の中で、女性による起業の実例として取り上げるのもいいですね。

あなたが生理に悩み、また、生理に親しみたいと考えている一読者なら、お店に並ぶ数々の優れた生理用品が一体どのように開発されたのか、そして女性たちの奮闘の歴史を知っていただけたら嬉しいです。

そして私はひとりの母親として、娘にこの本をプレゼントしようと思っています。自分が使ってきた生理用品とこの本に出てくるアイテムを娘と見比べながら、まだ試したことのない吸水ショーツや、本書でこと細かに語られる月経カップにも一緒に挑戦してみたいととてもワクワクしています。

謝辞

たくさんの人たちのおかげでこの本をつくることができました。とりわけ、私たちにとって師であり友であるヴァネッサに感謝しています。あなたが背中を押して「月経界」に飛び込ませてくれたおかげで、私たちは生理用品業界の沼にはまり、台湾における奇跡を目撃し、記録することができました。

主な執筆者である陳怡君《チェン・イージュン》、あなたが情報を整理し、さらに徹夜でインタビューや討論、執筆をしてくれなければこの本はこれほど意義のあるものにはならなかったでしょう。そして私たちがフェムテックの意義をより深く理解できるよう、学術的な背景についての知識をたくさん提供してくれたことに感謝します。編集者の陳怡慈《チェン・イーツー》にも感謝しています。あなたの情熱と共感がこの本をさらにすばらしいものにしました。製作チームの中で唯一の男性であるカメラマンの洪翔裕《ホン・シャンユー》に感謝します。あなたのおかげで多様な視点が得られました。この本の誕生を見届けるために私たちに寄り添い、あらゆるサポートをしてくださった製作チームの麥麥《マイマイ》、大澤《ダーザー》、小易《シャオイー》、そしてクラウドファンディングサイト貝殼放大《バッカーファウンダー》の林小義《リン・シャオイー》に感謝します。最後にこの本を出版するため協力してくださったすべてのインタビュー対象者と関係者に感謝を申し上げます。みなさまのお力を結集し本書を出版できたことを心から幸せに思います。台湾の全ての女性たちにこの本が届きますように。

訳者あとがき

小島あつ子

ここ最近は毎日のように朝ドラ『虎に翼』を見ながら（たまに涙目になりながら）ウンウンうなずいてばかりいる。日常で感じるちょっとした違和感や、見て見ぬふりをしてきた胸のつかえのようなものを、主人公・寅子の「はて？」をきっかけに、きちんと言語化してくれるからだろう。おまけにテレビのこちら側にいる私たちと同じように、寅子も日常や大事な局面で〝月のもの〟に振り回される姿が描かれる。朝ドラはここ数年、見るとはなしに見続けていているが、女性の登場人物の月経が描写されたのを目にしたのは、これが初めてかもしれない。

台湾の映画やドラマが好きでよく見るのだが、時どき登場する生理に関する表現が興味深くて、印象に残っているものもいくつかある。例えば映画『あの頃、君を追いかけた』（２０１１年）では優等生のチアイーが入試当日に生理痛で実力を発揮できず、第一志望合格を逃してしまうし、映画『GF*BF』（２０１２年）では生理痛がつらそうなメイバオに男友達のチョンリャンがクスノキの葉の香りを嗅がせて少しでも痛みを和らげようと気遣い、ドラマ『時をかける愛』（２０１９年）ではバイト先で突然生理が始まってトイレから出られなくなった大学生のユーシュエンのために、後輩で彼女に猛アタック中のチュエンションがナプキンを買いに走る。映画『ロザリンドとオーランドー』（２０２１年）では男装したロザリンドが生理になってしまい、男子トイレでナプキンの包装を開けるのに音を立てないよう四苦八苦する。他にも何の作品で見たのかは忘れてしまったが、女性が突然生理になってしまい、身近な男性（恋人や友達）がナプキンを買いに走ったり一緒に買いに行ってくれたり、温かな飲み物（おそらく紅豆湯＝小豆のスープと思われる）を差し入れたり……というような日常のワンシーンがさらりと登場するたびに、おっ！という驚きと共に、なぜこのようなシーンを入れたのだろうかと戸惑い、それから自分が生理中だということや自分が今困った状態だということを相手に伝えることができ、さらに周りがそれに応えることができることが日常だという台湾社会の状況を羨ましくも思っていた。

昭和の終わり頃に小学生だった私は、御多分にもれず女子だけが教室に集められ、ひっそりと月経教育を受けた記憶がある（男子はその間、校庭で小石拾いをさせられる、例のアレです）。「生理＝赤ちゃんをつくる準備ができたしるし」みたいな説明に、子どもながら有無を言わさず「女の一生」というレールを突き付けられたような気がしてショックで、女としてこの世に生を受けたことを心底恨んだし、逃げ出したくなるくらい「女の子のヒミツ」的なベールに包まれた授業の、あの独特の雰囲気があまりにもかったるくて逃げ出したかったし、「生理について大っぴらにしてはいけない」「ナプキンを人に見られてはならない」は私の中で注意事項レベルから厳守すべき最高機密レベルに格上げされてしまっていた。人前で生理の話なんてとんでもない。ナプキンを誰かに見られた日には……と、そんな調子でそのまま大人になり、軽いＰＭＳに悩まされても、生理痛がつらくても、生理休暇を申請することなくじっと耐え忍んでいた気がする。今となってはもはや内診台に上がることすら平気になってしまったのだが、それでもなぜか問診以外で自分の生理について話すことには抵抗がある。いい歳した大人なのに。そして本書の翻訳をしながら、ようやくその理由がわかったような気がした。私自身、生理にまつわるスティグマを、根拠も分からぬまま無意識のうちに当然のこととして受け入れていたのだ。いや、受け入れるというより、完全に刷り込まれてしまっていた、というのが正しいのかもしれない。

さて本書では、現在の月経フレンドリーな台湾になる前のことについても割と詳しく紹介されている。中でも「生理中は寺や廟をお参りしてはいけない」という宗教的なタブーについては、注釈にあった論文を読むと、ひと昔前であっても媽祖《まそ》様など女性の神様がまつられている廟では生理中にお参りしても大丈夫で（神様が女性なので理解があるということらしい）、男性の、しかも位の高い神様がまつられている廟だと厳しかった、みたいな記述があってなかなか興味深かった。ただみんながみんなその決まりごとをきっちり守っていたかというと、そういうわけではなく、割と柔軟に、個人個人が折り合いをつけて自分なりの解釈を持っていたりするのは面白いし、おおらかでいいなあと思ったりもしたのだが、それこそが「日常で感じるちょっとした違和感や見て見ぬふりをしてきた胸のつかえ」の正体なんじゃないかな、とも思う。多分、誰もその根拠のないタブーについて納得なんかしていないのだ。

昨年6月末に台湾を訪れた際に「小紅厝月経博物館」に行ってみた。本書冒頭の「編者のことば」でも紹介されているNPO法人「小紅帽 Little Red Hood」の運営する、月経フレンドリーな台湾を紹介する際に必ずと言っていいほど紹介される月経博物館だ。MRTの駅からはちょっと離れていたので、えいやっ、と路線バスに乗って行ってみたのだけど、バスを降りて地図アプリを頼りに横道に入ると、何とそこは伝統市場。こんな場所に月経博物館があるの……？と思いながら歩いて行くと、本当にそこにあったのだ。リノベされた建物の1階には壁面いっぱいに、布製のぬいぐるみのようなフカフカした女性の生殖器が展示されていて、自由に触れられるようになっていた。男性スタッフもいることに好感をおぼえながらひとしきり見学を終え外に出ると、10歳くらいの女の子がひとり、建物の入り口で入ろうかどうか迷っているところだった。自分が子どもの時に、近所にこんな可愛らしい博物館があったら、私は入ってみただろうか？生理や性や出産なんかに対するイメージはだいぶ違っていたんじゃないかな、と思う。（余談だが、この日はこの後「阿マの家　平和と女性人権館」を見学。台湾を訪れることがあればこちらもぜひ足を運んでほしい。）

日本ではいまだに震災が起き、被災された方が長期間避難所生活を余儀なくされるたびに、避難所での生理用品の扱いが（悪い意味で）ニュースになる。生理に対する圧倒的な知識不足と根拠のないスティグマ、それに想像力の欠如が招いたことだ。あとは生理の貧困についてもそうだ。それでもそんな女性の声（悲鳴に近いですよね）がニュースに取り上げられ、可視化されるようになったことで、いろんなことが少しずついい方向に変わりつつある、と信じたい。寅子が朝から「はて？」と言うたびに、見ている私たちには気付きがある。朝ドラおなじみの出産シーンが『虎に翼』ではさっくり描かれなかったことで、自分たちの本当の気持を自覚する。それと同じで、生理についても本書に登場する台湾の女性起業家のみなさんが生理の不自由に疑問を持ち、製品開発を通してそれまでなかったことにされていたあれこれについて声をあげ、言語化してくれたことで、私の中のゴリゴリに凝り固まった生理に対するスティグマは払拭され、ほっとしたのだった。年齢的に私と生理との付き合いはあと数年だろう。そんなタイミングで本書に出会い、翻訳作業を通して自分の月経人生を振り返る機会に恵まれたことを嬉しく思う。

本書を日本で出版するにあたり、声を掛けて下さった北原みのりさんにお礼を申し上げます。日本で一番、この本に救われたのは私なんじゃないかと思っています。ビジネス書として書かれた本書を、気軽に手に取って読んでもらえるようにと尽力された編集者の大島史子さん、ありがとうございました。翻訳監修としてたくさんのアドバイスをくださるGj-Lancelotの蘇雅如さん、いつも頼りにしています。今回も大変お世話になりました。

本書がたくさんの方に読まれ、多くの気付きとともに女性の日々の生活がよりよくなるきっかけになることを願ってやみません。

解説　日本で、生理を仕事にする。

北原みのり

この本は、3人の女性起業家が自らの仕事の軌跡を記録したものです。台湾初のタンポン・月経カップ・月経ディスクをつくり、月経教育を広めたことで〝生理の母〟と呼ばれるようになったヴァネッサ、アジア初の吸水ショーツを開発したユアンイーとフィオナの3人です。15年ほど前から私は彼女たちと仕事をしていますが、彼女たちが導いた台湾の生理革命の勢いには圧倒され続けています。彼女たちは女性の生活を変えただけでなく、生理用品の無償化や性教育に積極的に取り組み、台湾社会を大きく変革させたのです。

本書を読み、彼女たちが成し遂げたことの大きさに感動しながらも、一方で私は、自分の心の奥底に澱のように重なる感情に向き合わざるをえない気持になっています。その感情は多分、怒り、です。

私は1996年にラブピースクラブを始めました。女性だけで運営する日本初の女性向けセックスグッズストアですが、当初からバイブレーターと共に生理用品を扱おうと決めていました。女性の性、女性の身体に関わる全てを扱うお店にしたかったのです。すぐにバイブと共に月経カップや布ナプキンをカナダから輸入しました。ところが……。

信じられないことですが、布ナプキンを輸入するのはバイブを輸入するよりもずっと難しいことでした。カナダから東京に届いたオーガニックコットンの手づくりの布ナプキンは、なんと税関で全て没収されたのでした。理由は「生理用品じゃないのに生理用品だから」。生理用品は医薬部外品であるから医薬部外品ではない布ナプを生理用品として輸入できない、と税関職員から説明を受けましたが、さっぱり意味がわかりません。医薬部外品とは薬と化粧品の間のようなものとされ、例えばそれは水虫の薬とか、毛染め薬のようなものだとか。でも、これ、ただの布のナプキンなのですが……。混乱した私は、「これ布です。危険物じゃありません。女性の判断で使うものです」と税関職員に何度も訴え、東京都の薬務課に説明を聞きに行き、最後は懇願し、それでも無理だとわかった時には「バイブの方が危険じゃないか！」と自分を貶めるようなことまで言って暴れましたが、結局、20万円近く購入した布ナプキンは全て没収されました。

女性が女性のために縫った布のナプキン。それがまるで出血している傷口をふさぐ絆創膏のように扱われて知ったのは、「彼らのルール」が、毎月のように経血を流す女性の経験やニーズとあまりにかけ離れている現実でした。

これをきっかけに、私はこの国の「生理用品」の扱いを調べるようになったのです。

生理用品は「医薬部外品」だと記しましたが、厳密に言えば、使い捨てナプキンは「医薬部外品」で、タンポンは「医療機器クラス1」として登録されます。体内に入れるタンポンが医療機器というのはまだ理解できますが、ナプキンが水虫薬や殺虫剤などと同じ分類にされるのは理解に苦しみます。黄色ブドウ球菌感染症を発症させるリスクのある商材だから……という理由なら納得もしますが、それならばナプキンとほぼ同じ素材でつくられる紙オムツが医薬部外品ではなく、簡単に輸入でき、さらに何の登録も必要ない雑品として販売されている事実の説明ができません。

このように、生理用品について調べれば調べるほど、ルールのわからない複雑なゲームに巻き込まれるような気持になるのです。つまり「何を生理用品とするか」という定義は国が詳細に決めているというのに、定義の基準はあまりに複雑で不明瞭。そのため女性の安全を守るというより、既存の企業の利益を守っているように見えるほど生理用品業界は排他的です。

たとえばこれが化粧水ならば、メーカーは無数にあり、価格帯も幅広く、選択肢が多すぎて困ってしまうほどあります。それなのに女性にとって絶対に必要な生理用品を製造する会社は10社以下（私が知る限りたった7社です）で、しかも数少ない選択肢から私たちが選べるのはせいぜいサイズと簡単な素材の違いくらいというのは、いったいどういうことなのでしょう。

また、生理用品が医薬部外品に該当していることは、生理用品の価格にも影響を与えています。例えば40センチメートルの夜用パッドは1枚約１００円前後です。一方、もれないよ！　12時間もはき続けられるよ！　を売りにしている乳幼児用紙オムツは1枚30円程度。紙オムツにはギャザーもいっぱい付いて、カラフルなイラストも印刷されて、しかもナプキンよりもずっと複雑な形をしているのに。最近は、紙オムツの方が安く吸血量が多いということで、ナプキンではなく紙オムツを使っている女性もいます。

選択肢を知らないためにあるものの中から買う。でもそれは、選んでいるようで選んでいないことと同じなのかもしれません。それでも私たちは「生理用品ってそういうもの」と、どこかで諦めてきた。いや、諦めちゃダメでしょ、と気がついたのは、ユアンイーたちがつくった吸水ショーツ「ムーンパンツ」を日本で発売しようと決断したときでした。

察しのいい読者のみなさんはお気付きだと思いますが、なぜ「吸血ショーツ」じゃなく「吸水ショーツ」なのか……という問題です。ちなみに吸水ショーツとは、繊維テクノロジーの進化で布ナプとは段違いの吸血力があり、バクテリアの増殖を防ぐ布でつくられた生理用品です。世界中で生理用品として売られているのですが、日本では、これは生理用品じゃない、なぜなら吸水ショーツは僕たちが決めた規格＝医薬部外品じゃないから、ということになってしまう。じゃあ医薬部外品として登録すればいいじゃん！　と思いますが、これが難しい。なぜなら吸水ショーツを医薬部外品にするには、吸水ショーツの工場を「医療品をつくる工場」として日本の厚労省に認めさせなければいけない。でも、縫製工場に医療品をつくる設備などフツーにない。また、吸水ショーツの安全性は証明できても、国が定める医薬部外品の定義とは無関係。だから、吸水ショーツは生理用品としては認められず、生理用品なのに〝尿漏れに使ってね〟、というフリをしなくてはいけない。つまりは、海外の女性たちが変革した生理の現実に、日本の法律が追いついていないのです。

そんな中、2020年には与党の国会議員等が中心となり「吸水ショーツを医薬部外品に登録できるよう制度を整える」と声をあげはじめました。世間的には「新規事業を応援する改革」のように報じられていましたが、私はこれに反対する立場を取りました。やるべきは吸水ショーツを医薬部外品にすることではなく、使い捨てナプキンを医薬部外品の規格から外し、紙オムツと同じレベルの衛生用品として、新たな安全基準をつくるべきだと考えたからです。そのため自民党の国会議員に陳情書を出したり、厚労省の役人の方に意見をしたり、メディアに事情を伝えたりしましたがほぼ理解されず（確かにわかりにくい話ですものね）、男性の役人に「経血をなめないでいただきたい」と叱責されたこともあります。

タンポンを長時間挿入し続けた女性がトキシックショック症候群で亡くなったのは60年代のアメリカです。トキシックショック症候群とは、黄色ブドウ球菌の繁殖によって引き起こされる敗血症の一種で、原因は生理用品そのものではなく、その使い方です。特に初期のタンポンは、3日間入れっぱなしにできるものでした。女性の身体のことをあまりに理解していない無理な商品が、消費者を死に至らせたのです。それでも、これ以降、生理用品とトキシックショック症候群が結びつけられて考えられるようになりました。もちろん、「経血はなめてはいけない」のは事実でしょう。でも、そもそも便がべったりつくオムツは雑品で、なぜ生理用ナプキンは医薬部外品でなければならないのか。なぜ世界中で生理用品として売られている吸血ショーツを「吸水」に限定しなければいけないのか。なぜ女性の経験や、毎月血を流している女性の実感が商品に反映されないのか。なぜ私は「経血をなめるな」とオジサンに言われなくてはいけないのか。ずっと性の仕事をしてきて、ずっとフェミニストとして発言してきましたが、こういうモヤモヤと悔しさに慣れることはありません。ちなみに「吸水ショーツを生理用品に！」というかけ声から3年経ちますが、いまだに生理用品として認められた吸水ショーツは一点もありません。

この国で初めて使い捨て生理用ナプキンを開発したのは、坂井泰子という女性でした。1962年に発売された「アンネナプキン」は女性の生理習慣を一変させました。1945年生まれの私の母は、それまで脱脂綿と和紙を重ねて手づくりしていた生理用品を店頭で買えるようになった衝撃は忘れられないと言います。母は私が生理になった時に「アンネを使うのよ」と教えてくれましたが、当時の女性にとって生理用品＝アンネ、だったのです。

ところがアンネナプキンは、あっという間に市場から駆逐されていきます。後続の最大手ユニ・チャームの社長が自ら日本経済新聞『私の履歴書』（2010年3月1〜31日）に

「女に負けてたまるか」と自らを奮い立たせて生理用品ビジネスに生涯をかけたことを記しています。生理用品研究家の田中ひかるさんは『生理用品の社会史』（角川ソフィア文庫）で「女性の生理を快適にしたいという思いからナプキンを発売したものの、あまり収益に頓着のなかった坂井泰子、そして起業家として『ナンバーワン』を目指した高原慶一朗の好対照」が「日本の生理用品革新に貢献」したと記していますが、ではなぜ、アンネナプキンの名前は、完全に消えてしまったのでしょう。日本の生理用品の歴史を追えば、「女に負けられるか」という男性起業家のマッチョさがアンネナプキンの販売力を上回っていった事実に、胸が潰れる思いになります。多分それは、坂井さんの姿が、同じような目にあってきた多くの女性起業家に重なるからでしょう。

改めて日本の生理用品製造会社を確認しましたが、花王、大王製紙、小林製薬など多くが戦前から続く企業で、この50年間、生理用品メーカーの顔ぶれは変わっていません。そして残念ながら、生理用品をつくる会社の代表は、これまでも、今も、全員男性です。

2021年、女性の身体に関する商材を「フェムテック」と呼ぶ気運が経済界を中心に高まり、自民党議員らがフェムテック議連をつくるなど、「フェムテックブーム」と呼ばれるような現象が起きました。その年に行なわれたフェムテック関連のイベントでスピーチを求められたことがあります。衝撃だったのはフェムテック企業として集まった30社のうち、女性代表は私を入れてふたりしかいなかったことです。「男性がフェムテックに関わることで社会を変える！」「これが新しい生理用品です！」と息巻く男性起業家たちを前に、60年以上も前にアンネナプキンの社長が紅一点であった時代と、いったい何が変わったのかと暗澹たる思いになりました。

「フェムテック」は本来、当事者である女性が導き広げてゆくマーケットです。化学や工学の知識を身につけた女性たちが自らのニーズを商品にして、これまで無視されてきた女性の身体に関わるサービスや商材をつくる。女性が創り、女性が使い、女性にお金が回り、女性たちでお金を回す。残念ながら日本には、まだその準備はできていなかったのかもしれません。

生理用ナプキンだけに限りません。膣に直接入れて経血を受ける月経カップを売り出すとき、取引先のドラッグストアの男性に「これを女性たちが使ったらナプキンが売れなくなってしまうから、困るな」と言われたことがあります。某電気メーカーの男性営業マンには「炊飯器が爆発するより、月経カップのトラブルの方が怖い」と本気で怖がられたこともありました。

女性の身体に関わる仕事をしていると、「そういうこと」があまりに多いのです。女性の身体は、女性に委ねられない。女性の身体は国が管理し、女性の身体に使うものは国が決め、男たちが売る。生理用品といった日用品から、例えば妊娠・中絶・出産に関わる全ての過程で、この国で「女性が女性の経験で考え決められること」は限られています。

私は今年54歳になります。少し前に生理が終わりました。14歳の春に生理が始まったので、まるまる40年間、生理のある生活を送ってきたことになります。これまで閉経した女性たちが「ようやく終わった！」と喜ぶのを聞いてきましたが、私が感じるのは喜びよりもうっすらとした寂しさだったことが意外でした。自分では意識はしていませんでしたが、この40年間、私は毎月生理を待ち、そのサイクルに生きていたのでしょう。そういうリズムを持たない身体を生きるとはどういうことなのか……これから未知の世界に入っていくことにちょっとした不安や寂しさ感じているのかもしれません。

一方で、生理用品を扱う事業者として実感するのは、日本社会で「こんなもの」と思ってきた自分の生理の歴史はつくづく「可哀相だったな」ということです。自分を哀れむ感情は好きではありませんが、私はやはり日本で暮らす女の人はとても可哀相だと思う。私の母は「あなたの時代はよい時代になった」とよく言っていました。なぜなら私たちは最初から羽付のナプキンを選べる、夜用のナプキンを選べる、生理用品のCMはキラキラと楽しそうだし、タンポンだってたくさんある。1985年に初潮を迎えた私の生理は「日本の生理用品の発展」と共にあったのです。それでも様々な国の女性たちが開発する生理用品を手にして、改めて思うのです。私はもっとよい生理人生を送れたはずだったんじゃないのか、と。

本書に登場する3人の女性たちは、自らのニーズを声にすることで社会を変えていきました。台湾は80年代の戒厳令時代を経て、民主主義の大きなうねりを生み出し、今もその渦中にあります。アジアで最初に同性婚を成立させたのも台湾であり、台湾独自のジェンダーギャップ指数は北欧に並ぶとも言われています。とはいえ、台湾も日本と同様に苛烈な資本主義競争社会であり、アジア的な家父長制社会であることは変わりません。彼女たちがいかに成功しているとはいえ、女性たちの小さな企業がこの世界で持続していくことは並大抵のことではありません。

特に、利益を生み続けること＝資本主義社会の正義と、女の身体を生きる上での正義は、決して一致するものではありません。なぜなら女の身体は、利潤を生み出すため、合理的に前進するため、便利になるため、勝つため、にはつくられていないからです。その最たるものが経血という経験です。女性の身体に起きる現実に対し、ただ受動的な消費者として立つのをやめたときに、もしかしたら新しく見えてくる世界があるのかもしれない。その一歩を一緒に考えたい。日本語題の「生理を、仕事にする。」には、そのような思いを込めました。台湾の女性たちが成し遂げたのは、女性の身体のリアリティから逃げず、女性たちの生きやすさを追求するために貢献していく意志そのものにあったからです。

女性、といっても私たちはひとりひとり違います。それでも女の身体を引き受けて生まれてきた以上、私たちはとても大きく似ている。それがフェミニズムの原点です。身体のリアリティから出る声が大切に受けとめられる社会こそが多様性であると私は信じています。私は28年間、ラブピースクラブの仕事を通し、女性の身体のリアリティから発せられる言葉を信頼し、その言葉に希望を持ち仕事をしてきました。だからこそ、生理の話は、生理が終わった今でも、私の問題であり続けています。これは、女性たちの一生の物語なのです。

本書を手にしてくださって、ありがとうございます。ぜひ、あなたの声をアジュマブックスに聞かせてください。そして、この本があなた自身を幸福にする未来を拓くよい仕事のヒントになることを、祈ってます。

ヴァネッサ、ユアンイー、フィオナの3人に心から感謝します。そしてこの3人と私を出会わせてくれた大切な友、グレースに心からの感謝を込めて。

年表

1885 年　清において福建省の一部とされた台湾が省に昇格される。
1895 年　日清講和条約（下関条約）により日本の支配下におかれる。
1920 年　使い捨て式ナプキン登場。
1931 年　アメリカでアール・ハースがアプリケーター付きタンポンを発明。
1937 年　アメリカでレオナ・チャルマーズが月経カップを発明。
1938 年　日本でタンポン「さんぽん」が製造販売される（戦時の物資不足でまもなく中止）。
1945 年　日本の敗戦により中華民国に返還される。
1947 年　外省人（中国大陸出身者）の圧政に対し民衆暴動（２・２８事件）が起きる。
1949 年　戒厳令実施。北京で中華人民共和国樹立。台北が中華民国の臨時首都とされる。
1952 年　日華平和条約締結。
1961 年　日本で使い捨てナプキン「アンネナプキン」が発売される。
1962 年　使い捨ての医療用綿球「小嫦娥」発売。
1963 年　「婦女綿」「幸福綿 Lucky Pad」発売。
1964 年　日本で再びタンポン「セロポン」が製造販売される。
1972 年　日中国交樹立にともない日本と断交。
1975 年　米キンバリークラーク社、台湾の製紙会社と提携し台湾で初めてナプキンを製造販売
1984 年　ジョンソンエンドジョンソンのタンポン「o.b.」が市販される。
1986 年　民進党結成。
1987 年　戒厳令解除。　アメリカで月経カップが市販される。
1988 年　李登輝が初の本省人（台湾出身者）総統として就任。
2000 年　陳水扁が民進党初の総統として当選。
2008 年　林念慈がネパールで布ナプキン利用を推進。台湾でも布ナプキンメーカーが相次いで登場。
国民党の馬英九が総統に当選。
2010 年　KiraKira がアプリケーター式タンポンを発売。
2015 年　KiraKira 月経カップクラウドファンディング実施。
2016 年　民進党の蔡英文が女性初の総統として当選。
2017 年　KiraKira 月経カップ発売開始。
2018 年　GoMoond がムーンパンツを発売。
2019 年　ムーンパンツが香港、日本などに進出。立法院、同性婚法を可決。
2020 年　GoMoond がボクサータイプのムーンパンツを発売。蔡英文、大差で総統再選。
2022 年　KiraKira による月経ディスククラウドファンディングプロジェクト発足。本書の原著が台湾で出版される。

・台湾での生理用品に関するできごと
・台湾での生理用品以外に関するできごと
・海外での生理用品に関するできごと

参考文献：若林正丈『台湾の歴史』（2023 年、講談社学術文庫）
田中ひかる『生理用品の社会史：タブーから一大ビジネスへ』（2013 年、ミネルヴァ書房）

編纂

ムーンパンツ（GoMoond／谷慕慕）

2017年設立。台湾初となる生理用吸水ショーツ「ムーンパンツ」を研究開発する。毎月、生理をテーマにしたリアル集会「月月会」を主催し、また、台湾で初めての生理カーニバルを企画開催した。生理用品の普及活動をする中で、台湾の生理用品市場がいかに多様化しているかを目の当たりにし、この10年あまりの発展を本書に記録することにした。

史文妃（シー・ウェンフェイ、フィオナ）／ムーンパンツ共同創設者

タンポン・マニアが高じて台湾のオンラインコミュニティに執筆した7万字超の研究論文が、本書出版のきっかけとなる。生理マニアとしてのステータスは、現在も絶賛上昇中。これからも生理のある人たちの役に立つよい商品をどんどん発表していく予定。

陳苑伊（チェン・ユアンイー）／ムーンパンツ共同創設者

月経カップ「フルムーンガール」、生理用吸水ショーツ「ムーンパンツ」デザイナー。工業デザイン科出身。グッドデザイン賞（日本）とiFデザイン賞（ドイツ）の世界的なデザイン賞を受賞。月経カップ使用歴10年以上の超レアなユーザーであり、すなわち、ユアンイーひとりで台湾のために2階建て建物に相当するナプキン廃棄ゴミの量を減らしたことになる。

周佳筠（チョウ・ジアユン）／ムーンパンツブランドコミュニティ担当

ネットに投稿された生理用吸水ショーツに対する疑問を見て、興味本位でGoMoond／谷慕慕に参加し、ソーシャルメディアマーケティング担当に。以降、タンポンユーザーからムーンパンツ＆ムーンディスクの愛用者兼伝道者へと「痛みを伴うことなく」移行した。現在は谷慕慕の教育関連シリーズ商品の開発に取り組む。

陳怡君（チェン・イージュン）／ムーンパンツブランディング担当

本書の主な執筆者。国立台湾大学中国語文学科卒。出版社での編集者を経て、現在はフリーで活動しながら台湾大学地理環境資源学研究院修士課程に在籍。科学技術や社会調査の影響を受けて生理用品開発に注目するようになる。技術の研究開発や製品流通の過程における〝隠されたジェンダー〟についての知識を深めたいと考えている。

撮影　**里昂紅撮影工作室**（p.30-31,45~53,62,65,71,74,81~87,88-89,93,109~116,127~131,134~147）

写真提供　ムーンパンツ（GoMoond）（p.57~59,67,96,104~108,120-121,132~133,148~163）

Kirakira（p.68-69,100）

翻訳時の参考資料

田中ひかる『生理用品の社会史: タブーから一大ビジネスへ』（2013年、ミネルヴァ書房）

日本貿易振興機構（JETRO）ウェブサイト「貿易・投資相談Q&A」医療機器の現地輸入規則および留意点：台湾向け輸出 https://www.jetro.go.jp/world/qa/N-170205.html

公益財団法人 日本台湾交流協会 台北事務所「台湾知的財産権情報サイト」台湾薬事法（2006年5月30日改正・公布） https://chizai.tw/wp-content/themes/chizai/

翻訳　**小島あつ子**

台湾への尽きせぬ興味と「台湾映画の中の台湾」に惹かれ、2015年に「台湾映画同好会」を立ち上げる。2017年より台湾映画の特集上映等で劇場パンフレットの編集や作品解説などを担当。現在は映画配給なども行なう。訳書に『書店本事 台湾書店主43のストーリー』（共訳、サウザンブックス社）、『筆録 日常対話　私と女性を愛する母と』（サウザンブックス社）。

解説　**北原みのり**

（有）アジュマ代表。1996年日本で初めて女性のためのプレジャーグッズストア「LOVE PIECE CLUB」を始める。以来、世界中の生理用品やプレジャーグッズを紹介している。2021年シスターフッド出版社「アジュマブックス」を設立。著書に『毒婦。』、『アンアンのセックスできれいになれた？』など多数。

生理を、仕事にする。

台湾の生理を変えた女性起業家たち

2024年7月5日　第1版第1刷発行

編纂　ムーンパンツ（GoMoond）

訳者　小島あつ子

解説　北原みのり

発行者　北原みのり

発行　アジュマ

〒113-0033 東京都文京区本郷7-2-2

TEL 03-5840-6455

https://www.ajuma-books.com/

印刷・製本所 モリモト印刷

ajumabooksはシスターフッドの出版社です。
アジュマは韓国語で中高年女性を示す美しい響きのことば。たくさんのアジュマ（未来のアジュマも含めて！）の声を届けたいという思いではじめました。猫のマークは放浪の民ホボがサバイブするために残した記号の一つ。意味は「親切な女性が住んでいる家」です。アジュマと猫は最強の組み合わせですよね。柔らかで最強な私たちの読書の時間を深められる物語を紡いでいきます。一緒にシスターフッドの世界、つくっていきましょう。
ajuma books 代表　北原みのり

ISBN978-4-910276-13-7 C0034 Y2500E